Sobrevivi
ao câncer de ovário

ANNE CARRARI

Sobrevivi
ao câncer de ovário

uma história real sobre viver apesar dos prognósticos

Labrador

Coordenação editorial Pamela J. Oliveira
Assistência editorial Leticia Oliveira, Vanessa Nagayoshi
Direção de arte e capa Amanda Chagas
Projeto gráfico Vinicius Torquato
Diagramação Nalu Rosa
Preparação de texto Iracy Borges
Revisão Lívia Lisbôa
Imagens de miolo Acervo pessoal da autora
Fotografias de capa e p. 12 Gihad Arabi

Dados Internacionais de Catalogação na Publicação (CIP)
Jéssica de Oliveira Molinari - CRB-8/9852

Carrari, Anne

Sobrevivi ao câncer de ovário : uma história real sobre viver apesar dos prognósticos / Anne Carrari.
São Paulo : Labrador, 2025.
96 p.

ISBN 978-65-5625-963-5

1. Câncer - Pacientes – Narrativas pessoais 2. Câncer de ovário 3. Superação I. Título

25-3758 CDD 926.16994

Índice para catálogo sistemático:
1. Câncer - Pacientes – Narrativas pessoais

Labrador
Diretor-geral Daniel Pinsky
Rua Dr. José Elias, 520, sala 1
Alto da Lapa | 05083-030 | São Paulo | SP
contato@editoralabrador.com.br | (11) 3641-7446
editoralabrador.com.br

Dedico este livro ao grande amor da minha vida, que esteve ao meu lado em todos os momentos do meu adoecer; que me deu a notícia do diagnóstico, me protegeu e cuidou de mim, mais do que de si mesmo; que viu na minha vida a sua própria. Nunca mediu esforços — físicos, mentais ou financeiros.

Diante do caos instaurado em nossas vidas ele me protegeu, como um guardião, me segurando em seus braços de amor infinito por mim.

A maior prova de amor que vivenciei na minha vida foi ele quem me ensinou. Porque muitas vezes sentia que a sua dor era maior que a minha.

E mesmo assim ele permaneceu comigo, me ensinando a lidar com uma dor que remédio nenhum era capaz de abrandar. Mas, com seu abraço, suas palavras, ele me transportava para lugares lindos. Me falava tudo que iríamos fazer quando eu melhorasse. Todos os lugares aos quais me levaria e, sem perceber, já estava me levando; me tirando daquele lugar de dor e me carregando para onde a dor não existia.

Instintivamente, ele estava mudando meu padrão mental, me fazendo esquecer a dor e acreditar que, independentemente do que tivéssemos que passar, ele estaria ao meu lado, me dando a certeza de que o nosso amor é eterno.

Outros amores eternos que me motivaram a estar aqui hoje são meus filhos. Minha filha caçula, que foi minha mãe, minha cuidadora, minha confidente e minha fiel escudeira; que se agigantou de uma maneira inexplicável ao cuidar de mim nos meus piores dias.

Meus filhos mais velhos, mesmo não podendo estar fisicamente presentes, sempre estiveram na retaguarda do meu cuidado, provando que, para estar junto, não é preciso, necessariamente, estar perto.

O amor de vocês move e nutre a minha vida.

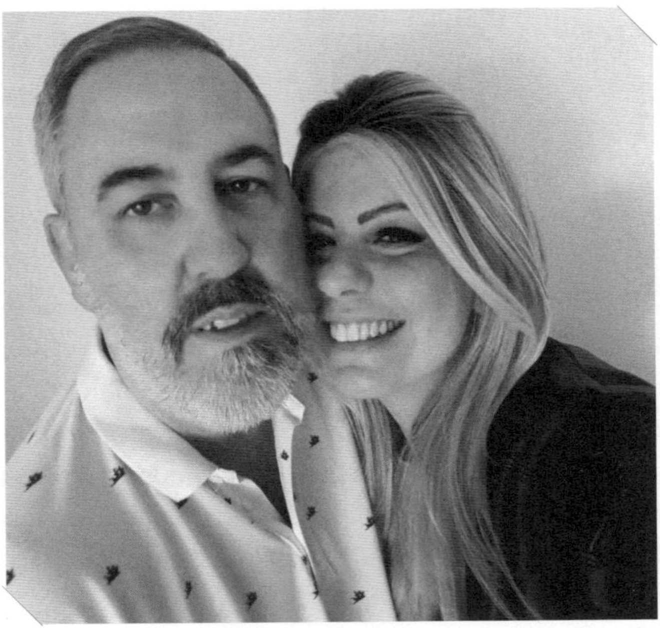

Eu e meu marido, parceiro de uma vida inteira, que nunca soltou minha mão, nem nos piores momentos.

prefácio

"Acredito que os sistemas de saúde podem ser transformados com gestão, empatia e propósito."

Quando eu conheci a Anne, ela apareceu entre muita gente num evento de oncologia.

Me lembro de estar discutindo alguns temas técnicos com vários colegas e enxergá-la entre a pequena multidão que se formava ali. Me chamaram atenção o sorriso e os cabelos loiros radiantes, ganhei um abraço desses que regeneram a energia da gente e, mesmo quase sem falar nada, a gente se entendeu e se aproximou.

O que aconteceu em alguns minutos parecia algumas horas de vida, uma das situações da vida que me ajudaram a entender Kairós. Uma medida de tempo que nos distancia do relógio com ponteiros e é mensurada em intensidade, qualidade, valor.

Eu recebi aquele abraço que nos aproximaria de verdade, e isso não dependia de mais nada, pois era feito de pedaços de sentimento, que faziam um desenho na gente que nunca mais se apagaria. E se você, leitor, parar agora a leitura e fechar os olhos, vai lembrar de momentos como esses na sua vida; não foram tantos, eles são os seus desenhos e foram feitos para que você saiba o que realmente importa, e são um chamado constante dentro de você para ouvi-los. E eles só aparecem quando você está quieto, fechando os sentidos da barulheira externa e abrindo para dentro.

Este livro vai te conduzir pelo caminho da Anne em meio à barulheira de fora e os chamados de dentro. Sua história não vai ser a dela, você é única(o), mas o que sentir aqui poderá ajudá-la(o) a viver de forma diferente.

Quando for ler, saiba que o que mais vai sobrar em você são as entrelinhas, muito mais que os fatos narrados.

Lembro-me de que, no dia que estava escrevendo este prefácio, eu vi pela mídia uma guerra se iniciar entre Irã e Israel, e lembrei-me dos amigos que tenho dos dois países, fiquei pensando na importância de a gente aprender com a Anne.

Ao ler cada etapa descrita por ela, me senti estando ali do lado, nas salas de espera, nos momentos de diagnóstico, nos dias de sofrimento, na resiliência das recuperações. Acredito que vocês estarão também, como se ela estivesse nos ensinando a criar nossos caminhos, espalhar coisas boas para os outros, compartilhar nossas dificuldades como se estivéssemos contando para os outros onde há pedras no caminho e buracos na rua, pra que os próximos não caiam neles ou se preparem para enfrentá-los melhor, quando caírem.

As entrelinhas dela exalam amor de verdade, como se ela estivesse segurando uma corda firme que a ajuda a passar por situações difíceis. Ela nos lembra que sofrer faz parte, a vida funcional e normal envolve sofrimento, frustração, dor. Mas ao mesmo tempo ela deixa uma importante dica para que possamos pensar quais são nossas cordas firmes no mundo. Será que na correria estamos "dando curtidas" para o que realmente importa, para quem realmente importa?

Este livro fala sobre vida; a cada página ele lhe pergunta o que você vai fazer da sua, pois ela tá fazendo o máximo da dela. É uma reflexão sobre valer ou não a pena ser uma pessoa morna em meio a tudo o que existe. Por outro lado, ela mostra que ser firme e tomar decisões não tem a ver com destruir pontes, e sim construí-las, mesmo em terrenos difíceis. Cada colega que cuidou da Anne ganhou presentes nas entrelinhas, mas são presentes que falam baixinho, em embalagens discretas, mas com conteúdos fabulosos.

A vida é isso que você ouve
Quando você viaja sem mala.

Quando esquece o celular
Quando deixa o sonho escapar no bar
Quando oferece sem pedir

A vida acontece se você
Esquecer de pensar demais
Perceber que sentiu de menos

A vida acontece na dor,
E cada um vai ter a sua
No combater e no sofrer
É que a vida continua

A vida, final do dia
Era só uma jarra
vazia
Para enchermos de amor.

O resto não era bem a vida.

Eu já estou envelhecendo bem, colocando mais histórias no meu embornal, e um dia vou poder dizer, não que cuidei, mas que fui cuidado pela Anne. Então, permita-se ser cuidado, viajando com ela por cada página.

Douglas Crispim

Médico geriatra e paliativista, com doutorado pelo HC-FMUSP, atua na área de Gestão em Saúde, Modelos de Atenção e Comunicação em Saúde. Diretor de corpo clínico no Instituto Perdizes do HC-FMUSP. Ex-presidente da Academia Nacional de Cuidados Paliativos (ANCP). Diretor técnico do Grupo ASAS Health de implantação e modernização de redes de atendimento sustentável em paliativos. Fundador e líder do IBCS (Instituto Brasileiro de Comunicação em Saúde). Membro do Conselho Diretor da WHPCA (Worldwide Hospice and Palliative Care Alliance).

introdução

*"Que nada nos limite, que nada nos defina, que nada nos sujeite.
Que a liberdade seja nossa própria substância,
já que viver é ser livre. Porque alguém disse e eu concordo
que o tempo cura, que a mágoa passa, que decepção
não mata. E que a vida sempre, sempre continua."*

— Simone de Beauvoir, filósofa e escritora francesa (1908-1986)

A capacidade de ver todas as situações por várias perspectivas sempre foi meu forte. Sou libriana, sempre penso muito antes de tomar uma decisão. Sempre me coloco no lugar do outro. Sempre preferi ter paz a ter razão.

Mas principalmente sempre ouvi meu coração. Talvez esse seja o ponto que me trouxe até aqui, essa capacidade de enxergar para além do problema, de continuar caminhando mesmo sem saber aonde essa estrada iria dar. Já ouvi de vários médicos que sou o *outlier*, o ponto fora da curva.

Já fui sentenciada por vários médicos, inclusive por uma médica que me deu quatro meses de vida, no meio da consulta, com o meu marido ao lado. E hoje, em 2025, enquanto escrevo este livro, completo dez anos convivendo com um câncer metastático.

Chegaram a refazer o anatomopatológico para confirmar a histologia do câncer que tive. Porque, afinal, era um câncer de alto grau, com metástases a distância, com um péssimo prognóstico. E a paciente na frente deles nunca correspondia ao "estágio" em que a medicina a classificava.

Várias vezes ouvi dos médicos e residentes que me atendiam que era inacreditável o quanto eu não correspondia fisicamente ao meu diagnóstico. Talvez já fosse a minha teimosia se mostrando presente. A minha postura diante do meu diagnóstico sempre foi de questionar, pesquisar e me munir de informação de qualidade, para poder ser participativa em todas as tomadas de decisão sobre o meu tratamento.

Este livro é uma mistura de várias emoções, vivências e experiências que tive nesses dez anos de tratamento. Espero que, de alguma maneira, ele possa te ajudar a ver que diante da própria vulnerabilidade é que descobrimos as nossas maiores potencialidades.

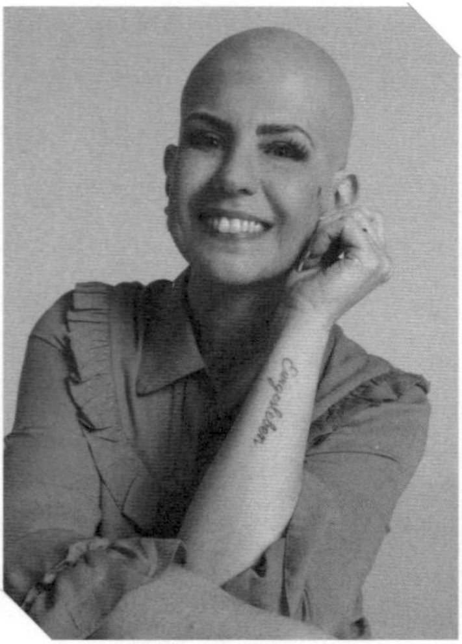

vínculos de amor

Conviver com a minha tia Rose foi fundamental para o meu amadurecimento em todos os aspectos da minha vida, mas principalmente quando ela teve o diagnóstico de câncer. O vínculo que tenho com ela é inexplicável.

Um vínculo materno, que me ensinou com muito amor lições que trago permanentemente no meu coração. Mesmo sem saber, ela estava me ensinando e me preparando para o que viria na minha vida, anos mais tarde.

Uma mulher linda, determinada, que transbordou vida durante todos os dias em que esteve comigo fisicamente, mesmo nos períodos em que estava em quimioterapia para o tratamento do câncer de mama. Sempre foi minha referência de força, alegria e amor pela vida, me dizendo o quanto me amava, o quanto eu era linda, inteligente e capaz de ser tudo que eu quisesse.

Era a única pessoa que fortalecia minha autoestima. Me chamava de filha. Mesmo diante das dificuldades financeiras, fazia questão de que eu estudasse inglês. E nunca me esqueço de uma mochila de couro que ela comprou pra mim nessas lojas de shopping — o que, naquela época, era algo muito distante da nossa realidade. A mochila durou até meus trinta anos de idade.

Ela me proporcionou as memórias mais felizes da minha infância e adolescência: me levava para tomar café da manhã em hotéis, para trabalhar com ela aos sábados, para ir à praia em finais de semana, quando ela ia com suas amigas. Por causa dela aprendi a nadar, e muito bem por sinal. Me lembro como se fosse hoje do cheiro de cloro da ACM aonde íamos à noite, duas vezes na semana, fazer aulas.

Voltávamos de táxi, ouvindo Madonna no rádio.

Ela tinha o sorriso mais lindo que conheci. Até hoje lembro das suas mãos, que sempre me conduziram para a felicidade da vida.

Sua vontade de viver e se entregar à felicidade fez com que ela mesma, após o tratamento do câncer de mama, realizasse um grande sonho: ser mãe! Essas situações que a medicina não explica, mas acontecem. Verdadeiros milagres.

Mesmo sendo mãe solo, ela estava muito feliz. Apesar das dificuldades, sempre fez questão de viver aquele momento como o mais importante da sua vida.

Meu primo nasceu muito amado. E foi cuidando dele, bebê, que descobri a minha paixão pela maternidade. Nessa época comecei a estudar à noite, para cuidar dele durante o dia, enquanto minha tia trabalhava.

Minha infância difícil, por conta das dificuldades que minha mãe enfrentava pela perda do meu pai, me ensinou muito sobre o que eu queria da minha vida.

O meu sonho sempre foi ter uma família grande — três filhos — para que eles nunca vivenciassem a solidão. E consegui. Realizei meu grande sonho.

Foram as dificuldades que me ensinaram o norte que eu tomaria na minha vida.

Minha mãe ficou viúva quando eu tinha menos de um ano. Me deixou com meus avós no interior e veio aqui pra São Paulo para trabalhar. Apenas por volta dos quatro anos vim morar com ela, dividindo o apartamento com a minha tia Rose, que já morava aqui.

Um acidente de carro levou meu pai. Mas ele sempre esteve presente comigo. Conexões que independem da presença física sempre fizeram parte da minha vida. Assim como minha outra tia, Ilze, que não tive a oportunidade de conhecer.

Ela fez sua passagem pouco antes de eu nascer.

Um câncer de ovário a levou muito rapidamente. Ela era um orgulho para nossa família, era cantora, dona de uma voz estonteante, fazia shows até fora do Brasil, o que, naquela época dos anos 1960/1970, era algo realmente inacreditável. Seu nome artístico era Anne. Meu pai, para homenagear as minhas duas tias, suas irmãs, determinou que o meu nome seria Anne Rose. Sou uma parte de cada uma delas.

Minha mãe sempre se dedicou a trabalhar muito para me manter no semi-internato do Colégio São José. Um colégio de freiras, onde só meninas entravam.

Lá eu aprendi sobre disciplina, e ao mesmo tempo sobre ausência de amorosidade. As freiras eram bravas. O uniforme devia estar sempre impecável. Mas emoções eram amassadas e guardadas, bem escondidas, onde não incomodassem ninguém.

Gostava das aulas de canto no solfejo e de ficar escondida na gruta de pedra que tinha no pátio.

Comecei a trabalhar com dezesseis anos, por indicação de uma amiga da tia Rose. Era uma empresa no centro da cidade, mas eu já estava acostumada a andar de condução sozinha e fui para a entrevista. Apesar de não ter experiência nenhuma, consegui o emprego, o que aliviou bastante as contas em casa. Ficava feliz de poder pagar uma conta de luz, ou ajudar no aluguel.

Depois a nossa situação financeira piorou bastante. Em função disso, minha tia e meu primo foram morar com a família do meu tio, irmão dela, no Rio de Janeiro.

Eu e minha mãe alugamos um quarto na casa de duas moças, aqui em São Paulo. Eu trabalhava de dia e estudava à noite, até concluir meus estudos. Foi um momento difícil, mas me trouxe muito amadurecimento.

Conheci meu marido nessa empresa onde consegui meu primeiro emprego. E tenho que admitir que não foi amor à primeira vista. Muito pelo contrário, o nível de exigência dele quase me fez pedir demissão. Mas pensei: *é a minha primeira oportunidade de emprego, eu preciso do meu salário para comer*, e pela força da teimosia fiquei.

Acho que uma coisa que me motiva profundamente é alguém me falar que não sou capaz de fazer determinada coisa.

Me lembro de que aprendi sozinha a mexer em um PABX, datilografar notas fiscais, fazer contatos bancários, pesquisar taxas, fazer três ligações ao mesmo tempo, saber o que ele gostava de almoçar, pedir o almoço e adivinhar o que ele precisava apenas com um gesto. Tudo para manter meu emprego e, claro, provar para aquele chefe sem paciência que eu era capaz de ser eficiente.

Mas não me dei conta de que, ao aprender a decifrar as necessidades dele, eu estava me apaixonando. Mas como assim?

Dois anos trabalhando juntos, e eu vi que, por trás daquele homem extremamente exigente, muitas vezes estressado com o trabalho, havia um ser humano maravilhoso, generoso, dedicado e determinado a fazer o seu melhor sempre. Sim, eu me apaixonei por ele, e ele por mim.

Não precisei de mais do que um contato fora da empresa, com ele, para ter a certeza de que eu estava diante do grande amor da minha vida. Ele não tinha paciência, lembra?

Fomos morar juntos e nos casamos em menos de seis meses. Logo em seguida tive meus três filhos, uma "escadinha". Parece que já era a vida me dizendo: "Não perca tempo! Viva agora tudo que seu coração mandar" — e eu vivi.

Me sentia muito realizada.

Eu tinha tudo que sempre sonhei, a minha família. Mas a vida é feita de momentos desafiadores, e passamos por muitos deles, sempre com a ajuda da minha cunhada, que para mim é mais que uma irmã.

Ela sempre considerou os meus filhos como filhos dela. Ela sempre esteve lá quando eu mais precisei. Se meus filhos são o que são hoje, foi por conta dessa estrutura familiar, da presença das avós, dos primos, dos almoços em família.

Nossos vínculos sempre foram fortalecidos pela presença da minha sogra.

Por conta das dificuldades financeiras, quando meus filhos estavam um pouco maiores, trabalhei alguns anos em clínicas médicas, sempre lidando com a parte administrativa, contratos e faturamento de convênios, mas o que mais me encantava era o contato com os pacientes.

Por vários anos moramos com a minha mãe e a minha sogra, a casa estava sempre cheia. E, mesmo diante das maiores dificuldades, essa estrutura familiar se sustentava, com muito amor.

mãe uspiana

"Não sabendo que era impossível, foi lá e fez."

— Jean Cocteau, escritor e cineasta francês (1889-1963)

Meus filhos mais velhos já estavam na USP, e era o ano de vestibular da mais nova.

Fomos fazer a inscrição e ela me disse:

— Mãe, por que você não se inscreve também?

Eu, no começo, achei loucura... Mas era um sonho! Cursar Saúde Pública na USP!

E por insistência dela acabei me inscrevendo, apesar de achar que realmente não teria muita chance. Fui fazer a primeira fase sem a menor preocupação, afinal estava lá sem muitas pretensões, mas fiz a prova com muita vontade. De novo, um desafio me motivava. Não acreditei quando meu nome apareceu na lista de chamada para a segunda fase!

Meu Deus, e agora? A segunda fase era dissertativa, com questões de química, física... Eu teria que rever os conteúdos de uma vida! Comecei a estudar com a ajuda dos meus filhos. Eu, que me sentava por horas com eles para que estudassem, quando pequenos, me vi na situação inversa, pedindo ajuda para eles em questões que não sabia.

Fui para a segunda fase tranquila; caprichei na redação e fiz todas as questões.

E, ao verificar a lista de aprovados, meu nome estava lá! Lembro de ter checado várias vezes as listas, porque não estava acreditando!

Sim, eu era uma uspiana, aos 38 anos!

Passei pelo trote, como todos os novatos, e lembro de ter tirado tinta de todas as cores do meu cabelo e dos meus ouvidos por uma semana.

Para mim foi um momento especial ver os meus filhos, além dos meus veteranos, me pintando de todas as cores, escrevendo USP gigante na minha testa. Mas principalmente porque agora eu era uma sanitarista em formação, pela universidade mais bem-conceituada do Brasil, foi um momento de grande realização na minha vida. Meu primeiro ano de USP foi maravilhoso, me dedicava muito e sempre tirava as melhores notas.

Eu estava no meu auge, estudando sobre o assunto que mais me encantava na vida. Um sonho que não pude realizar na juventude e que estava se realizando agora. Eu estava muito feliz por ser uma universitária, assim como meus filhos.

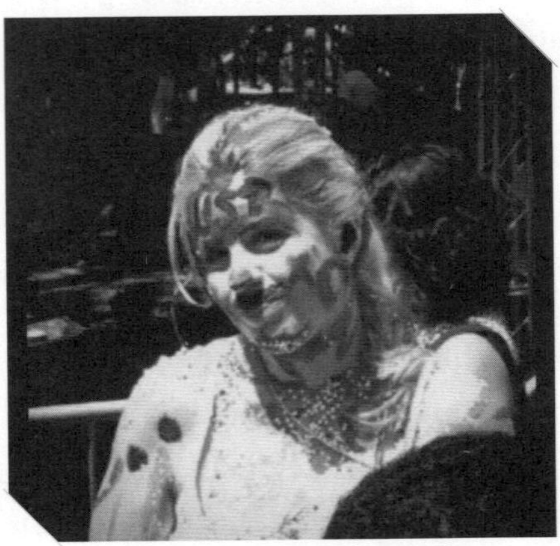

Eu no meu dia do trote da USP.

o diagnóstico

"Depois de todas as tempestades e naufrágios, o que fica de mim e em mim é cada vez mais essencial e verdadeiro."

— Caio Fernando Abreu, jornalista e dramaturgo brasileiro, em *Ovelhas Negras* (1948-1996)

Em janeiro de 2015, já com a matrícula do segundo ano feita, comecei a sentir um inchaço abdominal.

Aquilo começou a me incomodar, porque aumentava a cada dia. Procurei minha ginecologista, ela me examinou e tranquilamente afirmou que eram apenas gases, então me passou a medicação indicada.

Eu segui as orientações e passei a aumentar minha atividade física, para eliminar os "gases".

Mas os dias passavam e nada de melhorar, pelo contrário, o inchaço aumentava a cada dia.

Passei novamente em consulta, com outra ginecologista, ela não demonstrou nenhuma preocupação e nem sequer me examinou; eram gases e ponto final.

Não me conformando com aquele inchaço, fui ao Hospital Universitário. Dessa vez solicitaram um exame de raio X, e de novo ouvi que provavelmente eram gases mesmo, e que eu deveria manter a medicação indicada, e que fizesse mais caminhadas, que iria melhorar.

Já estava há quase um mês convivendo com um inchaço abdominal que eu nunca tinha sentido antes.

Minhas calças já não fechavam, comecei a sentir peso no baixo ventre e um grande mal-estar geral. Não conseguia dormir direito, não conseguia ficar deitada muito tempo, já não conseguia comer, eu tinha certeza de que algo realmente não estava bem.

Numa segunda-feira, às sete horas da manhã, na companhia do meu marido, dei entrada num pronto atendimento.

Mal conseguia ficar em pé. E, quando a médica me atendeu, relatei tudo desde o início, que estava me sentindo muito mal e sabia que aquilo não poderia ser apenas gases. Pedi pelo amor de Deus para que ela me pedisse algum exame de imagem, que investigasse o que estava causando aquele inchaço. Nunca vou me esquecer da maneira como ela olhou para mim e disse: "A conduta médica compete apenas ao médico, e não ao paciente". Mas de alguma forma acho que o meu desespero a comoveu, e ela pediu um ultrassom. O resultado constatava uma ascite volumosa (líquido na cavidade abdominal).

A partir desse momento, percebi que a fisionomia da médica mudou, e ela pediu uma tomografia e vários exames laboratoriais. Colhi o sangue para os exames e fui para a tomografia.

Naquele momento, dentro do tubo, eu comecei a achar estranho, porque vários médicos entravam na sala durante o exame para avaliar a minha tomografia. Não sei quanto tempo demorou aquele exame, parecia uma eternidade, e foi feito e refeito, várias vezes, sem contraste, com contraste. E num determinado instante — eu ainda deitada dentro do tubo —, olhei para aquela janela de vidro onde ficam os técnicos. E, para minha surpresa, vi vários técnicos e médicos analisando as imagens e conversando entre si. Na hora pensei: *deu ruim...*

Saindo da tomografia, fui direto para uma área de repouso, onde fiquei aguardando o resultado dos outros exames. Naquele momento, percebi que a atitude de todos os profissionais de saúde à minha volta havia mudado, os olhares que antes eram de descaso agora eram de preocupação.

O tom de voz da médica mudou, pediu que eu ficasse na sala de repouso e disse que precisava dos resultados dos demais exames para vir conversar com a gente — eu, meu marido e meu filho, que veio direto do trabalho nos encontrar no hospital.

Já era noite, e nós seguíamos aguardando, sem ter ideia do que estava acontecendo. Desse momento em diante, perdi a conta de quantos médicos e residentes vieram me examinar, me palpar. Mas ninguém nos explicava qual era a suspeita deles.

Diziam apenas que era necessário aguardar. Chamaram meu marido, e eu continuei ali aguardando. Quando ele voltou, me disse que os médicos suspeitavam de um câncer em estágio avançado, que eu teria que ficar internada para a realização de uma cirurgia de urgência e que possivelmente eu teria que fazer quimioterapia. Ele calmamente me disse:

— Tudo bem? Vamos operar?

— Vamos operar... — desde o primeiro momento eu não estava sozinha, ele se colocou comigo diante daquele diagnóstico.

Nossa vida tinha virado de ponta-cabeça em um segundo. Eu disse que faria o que fosse preciso para ficar bem. Não tivemos tempo de chorar, questionar, nossa única reação foi de resolução.

E assim foi feito. Conheci o médico que me operaria, ele me disse que se tratava provavelmente de um câncer primário de ovário, mas apenas após a cirurgia poderia ter certeza, por conta dos vários órgãos já afetados.

Meus marcadores tumorais estavam bastante alterados, e as imagens mostravam comprometimento de outros órgãos, como fígado e peritônio, que é a membrana que reveste todos os órgãos do abdome, mas apenas após a cirurgia e o anatomopatológico ele poderia nos explicar a real situação.

Fiz a cirurgia citorredutora e iniciei as quimioterapias ainda internada. Quando chegou o resultado do meu anatomopatológico, eu o abri; e conheci o nome e o sobrenome do câncer que havia me acometido: adenocarcinoma de ovário epitelial seroso de alto grau, estágio IV.

E antes mesmo de o médico vir conversar comigo fui pesquisar na internet. E o que encontrei foi assustador. Taxas de sobrevida baixíssimas.

A chance de estar viva após cinco anos era menor que 20%.

Comecei a ler tudo sobre esse câncer silencioso. Assim chamam o câncer de ovário, pois ele não tem sintomas específicos, não tem exame de rastreamento, não tem campanhas de conscientização e, comparado com outros tipos de cânceres femininos, ele é o menos incidente, mas o mais letal. Cerca de 75% das mulheres já são diagnosticadas em estágio avançado. Assim como havia acontecido comigo.

Eu, que sempre me cuidei e me achava bastante esclarecida em relação à minha saúde, me senti culpada. Por que nenhum médico nunca havia me falado sobre esse tipo de câncer? Por que o meu histórico familiar nunca foi perguntado, diante de tantas consultas? Eram muitas perguntas sem resposta. Sentia necessidade de conversar com alguém que já tivesse passado por isso, para entender, para saber como seria a minha vida dali para a frente.

E na busca de alguma mulher que pudesse me tirar daquela escuridão eu instintivamente digitei: sobrevivi ao câncer de ovário.

E não achei ninguém.

Naquele momento eu me senti sozinha, num quarto escuro.

Não me conformava com aquilo. Existiam várias pacientes de outros tipos de câncer que relatavam como era o tratamento, principalmente de câncer de mama, mas de câncer de ovário não encontrava nenhuma. A partir daquele momento senti uma necessidade gigante de gritar para o mundo que aquele tipo de câncer existia.

Decidi fazer um Instagram especificamente para falar sobre esse câncer silencioso. Eu queria quebrar o silêncio sobre o câncer de ovário, para que nunca mais nenhuma mulher se sentisse naquele quarto escuro em que eu estava. Me sentindo sem norte, sem representatividade, era como se aquele câncer não existisse, ou melhor, existisse apenas nas estatísticas de baixa sobrevida.

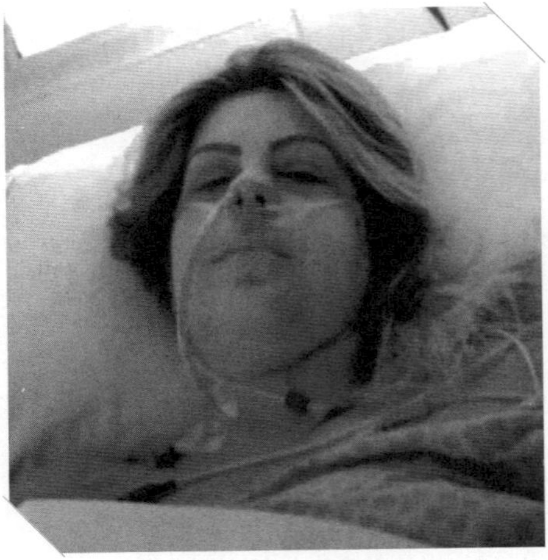

Na UTI, em recuperação da minha primeira cirurgia.

instagram
@sobrevivi_ao_cancer_de_ovario

Assim nasceu o meu Instagram, dessa necessidade de falar para o mundo que aquele câncer silencioso existia.

Ali comecei a compartilhar tudo que eu estava vivendo — como fui diagnosticada, que o meu único sintoma tinha sido um inchaço abdominal e como estava sendo meu tratamento — e com muita esperança, dessa maneira, de também encontrar mulheres que estivessem passando pelo mesmo tipo de câncer que eu.

O nome não poderia ser outro:

@sobrevivi_ao_cancer_de_ovario.

E exatamente por conta desse nome pacientes de várias partes do Brasil e do mundo começaram a me encontrar.

E cada mulher a quem eu respondia, acolhia, era como se eu voltasse lá naquele momento que procurei, procurei e não encontrei ninguém. Era como se eu também me acolhesse.

Comecei a perceber que existia um mundo paralelo, o mundo oncológico, do qual agora eu fazia parte. Um mundo de muitas informações, termos desconhecidos e, principalmente, de muito medo. Comecei a fazer minhas primeiras amizades online com pacientes, e, com o tempo, esse apoio mútuo ia crescendo. Várias questões surgem durante o início do tratamento. Perder os cabelos é uma delas.

Você perder a sua identidade física é algo bastante complicado. Usei lenços, mas fui percebendo que me sentia maravilhosa de peruca. Era o mais próximo que chegava da minha aparência anterior, da minha identidade.

Minha primeira peruca foi uma chanel da mesma cor dos meus cabelos. Às vezes encontrava com alguém e o único comentário era: "Você cortou o cabelo? Está linda!". Não precisava contar para todas as pessoas, toda hora, o que eu estava passando; a opção de contar era minha, acho que por isso também gostava de usar minha peruca.

Compartilhava sobre isso também no meu Instagram, coisas que só quem está passando sabe, sente. E eu me sentia tão bem de falar para elas que eu estava ali, que elas não estavam sozinhas e que a informação era uma ferramenta poderosa.

A cada mulher que até hoje eu respondo e acolho é como se eu estivesse reafirmando para mim mesma sobre a força que eu tenho, e que nunca estou sozinha. Fui percebendo que fortalecer outras mulheres retroalimentava as minhas forças. Aquilo me enchia de esperança, trocávamos mensagens de coragem e de empatia. Mas também falávamos sobre medos, inseguranças e tantas outras coisas que eram similares nas nossas jornadas. Afinal eu estava falando com pessoas que sabiam exatamente como eu estava me sentindo. Era como uma irmandade.

Por mais que você converse com a sua família e amigos, eles não sabem de fato o que você sente. E muitas vezes esse diálogo não é fácil, porque o câncer impacta não só o paciente, mas toda sua família. E o sofrimento é subjetivo. Cada um o sente e expressa de uma maneira. Muitas pessoas deixaram de falar comigo ao saber que eu estava com câncer. Hoje entendo que nem todo mundo sabe lidar com essa situação. E que na maioria das vezes as pessoas sentem muito medo.

Um medo paralisante, que faz com que elas evitem até mesmo pronunciar a palavra câncer; ou que evitem te ver careca, passando mal, e isso é perfeitamente compreensível.

Acabei aprendendo na prática que cada um reage de uma maneira frente ao câncer. Uns irão te ajudar em tudo que for possível, e outras pessoas vão desaparecer, e isso acontece com a maioria das pacientes. Então, se estiver acontecendo com você, procure entender que às vezes por falta de informação, às vezes por medo, por não saber o que falar, algumas pessoas podem se afastar.

Mas lembre-se, se a relação for verdadeira, aos poucos essas pessoas voltarão a se aproximar de você. E se não voltarem, foi um livramento, acredite nisso. Tudo que você não precisa nesse momento é de gente pessimista e covarde por perto.

O câncer carrega um grande estigma de morte.

E quantas pessoas você conhece que são capazes de conversar tranquilamente sobre morte, como algo inerente à vida?

Aí está o grande paradoxo. Culturalmente não somos capazes de entender a única certeza da vida, que é a morte. E o câncer nos coloca de frente com essa possibilidade. Eu sempre fui bastante espiritualizada e compreendia perfeitamente essas questões, do meu jeito. Mas não tem regra, cada caminhada é única, e cada um vai usar as ferramentas que tem diante do incontrolável. No meu caso, a minha fé me colocou diversas vezes de pé, me fazendo descobrir forças que eu não sabia que tinha.

Então eu comecei a compartilhar o meu olhar frente àquele tratamento. Um tratamento difícil, mas necessário para que eu tivesse qualidade de vida por mais tempo. Após a primeira cirurgia, fiquei por seis meses fazendo quimioterapia, refiz os exames e ainda existiam imagens no fígado e no peritônio. Me lembro do oncologista falando do termo "refratário", que até então pra mim era um tipo de travessa, mas que no contexto oncológico significava resistente à quimioterapia.

Mesmo assim, concluí o ano de 2015 inteiro de quimioterapias. Meus marcadores tumorais começavam a se normalizar, e os médicos deixaram claro que eu sempre estaria em acompanhamento. Em uma das inúmeras consultas, perguntei brincando ao médico que me operou quanto tempo eu tinha, e ele muito calmamente disse que não sabia. Que talvez não dependesse dele nem de mim. Mas que ele faria tudo o que estivesse ao seu alcance para que eu tivesse qualidade de vida.

Eu comecei a entender que na verdade eu viveria com aquela realidade dali pra frente, mas percebi que o modo como eu iria lidar com tudo aquilo poderia fazer a diferença.

Eu sempre gostei de ler, então lia tudo que achava sobre câncer de ovário. Mas comecei a perceber que nos perfis daquele mundo oncológico havia diversas abordagens, cada um expressava sua visão diante daquele fato. De novo, a dor é subjetiva, portanto não é passível de julgamento.

Isso sempre foi motivo de respeito para mim. Durante as minhas pesquisas, fui aprendendo a importância de checar as fontes, para que eu de fato me cercasse de informação de qualidade. Porque infelizmente a internet traz muito conteúdo fake em relação ao câncer, o que é um perigo para os pacientes.

Em 2017, me tornei voluntária de um instituto que ajudava pacientes com todos os tipos de câncer.

Já reconhecia a seriedade do instituto e fiquei muito feliz ao receber o convite deles para um evento, onde pude conhecer pessoalmente algumas das amigas com quem já me relacionava online. E nunca me esquecerei da emoção de ver uma jornalista que eu admirava muito palestrando na minha frente, falando da importância do nosso papel nas redes sociais, como agentes multiplicadores de informação de qualidade em saúde.

Fui convidada a fazer parte de um grupo de pacientes que, com o apoio do instituto, se tornariam multiplicadores de informação em saúde de forma responsável. Aceitei na hora. Naquele momento eu entendi que não era mais apenas a história da Anne ali, era uma causa.

Eu exerceria o meu voluntariado de maneira formal, com o propósito de levar informação, porque, sim, informação é poder! Agora fazia parte de um grupo que tinha como objetivo disseminar informações de qualidade para o paciente de câncer, e principalmente combater as fake news que podem representar um grande risco para o paciente, que já se encontra fragilizado e, no desespero, pode acabar prejudicando seu tratamento, cedendo a receitas mirabolantes e perigosas que prometem a cura. Eu precisava me juntar, me dividir, para somar e multiplicar informações.

Naquele dia eu encontrei o que procurava, o que me faltava. E tive a certeza de que comunicar sobre câncer exigia humanidade e principalmente, responsabilidade.

Percebi que os estigmas em relação ao câncer precisavam ser eliminados para que de fato as informações sobre câncer chegassem às pessoas, não para causar mais medo, mas a fim de colocá-las num local mais seguro.

me descobri PAR

PAR significa paciente ativo e responsável.

E conforme ia aprendendo, ia repassando o conhecimento para os pacientes que me acompanhavam no Instagram.

Essa rede de apoio foi crescendo e ganhando voz. Sempre acreditei que a coletividade nos faz alcançar lugares que, sozinhos, seria impossível.

Tive a oportunidade de participar de diversas ações de conscientização, de visitas aos hospitais de câncer, da triagem dos lenços e preparo de kits para enviar a pacientes de todo o Brasil.

Comecei ali a perceber que quanto mais me doava melhor me sentia. Amenizar de alguma maneira a dor do outro é o melhor remédio para curar a própria dor. E mais do que isso, me apropriava da tomada de decisões referentes ao meu tratamento, na minha conversa com meus médicos, fazendo deles grandes companheiros de jornada.

Durante o tratamento, fui descobrindo demandas do meu corpo, que foram sendo manejadas de forma eficaz, pois sempre me coloquei como protagonista do meu tratamento. Anotava minhas dúvidas e sempre as solucionava com meus médicos. E foram muitos médicos e residentes, porque onde faço tratamento geralmente não temos um médico fixo, mas sempre contamos com o acompanhamento de residentes. Essa minha postura diante do tratamento, de levar todas as dúvidas e buscar resposta com eles, me trazia mais confiança e mais qualidade de vida. Sempre soube que grande parte do tratamento estava nas minhas mãos.

Minhas escolhas, minha alimentação e a mudança do meu estilo de vida se deram por conta dessa responsabilidade comigo mesma. Os médicos faziam a parte deles, com as decisões sempre compartilhadas comigo, me dando a autonomia que tenho enquanto paciente. E eu fazia a minha parte, pois entendi que isso seria determinante na minha qualidade de vida dali pra frente.

fiquei careca pela primeira vez

Eu sempre fui daquelas mulheres bem apegadas ao cabelão.

Sempre usei ele longo, mas já sabia que ao iniciar a primeira químio, em janeiro de 2015, seria questão de tempo até que ele caísse. Pensando nisso já fiz um corte chanel para ir me acostumando, e adorei. De maneira nenhuma foi motivo de tristeza, porque sabia que era parte do processo do tratamento, e tomei as decisões certas para minimizar esse impacto.

Antes mesmo de eles começarem a cair já pesquisei na internet lojas de perucas e visitei algumas que foram uma experiência terrível. Até que encontrei a minha peruca, aquela que me fazia sentir eu mesma. Seria o mais próximo do que ele estava naquele momento, e me tranquilizou muito saber que teria o meu cabelinho ali, me aguardando quando eu precisasse.

Foram aproximadamente quinze dias após a primeira químio. Comecei a sentir que ao passar a mão pelo cabelo ele caía aos tufos. Estava chegando o momento. A partir dali comecei a sentir uma dor no couro cabeludo. E ter o cabelo caindo por toda a casa sem parar era uma sensação horrível. Sabia que a cada lavagem ele ia literalmente pelo ralo.

Então resolvi me antecipar. Estávamos eu e a minha filha em casa, pegamos a maquininha de cortar cabelo e decidimos que seria naquele dia.

Ela começou pelas laterais e falou: "Vamos fazer um moicano!". O que poderia ter sido algo triste, foi libertador e engraçado. Nos divertimos com aquele momento, fotografamos o moicano e ela terminou de raspar toda a minha cabeça.

Ao entrar embaixo do chuveiro, totalmente careca, tive uma sensação muito gostosa; parecia estar lavando a minha alma. A dor no couro cabeludo parou, e a partir dali comecei a testar amarrações de lenços, turbantes, mas me encontrei de fato na minha peruca. Me sentia muito bem com ela, porque, além de confortável, me tirava da mira do olhar de piedade das pessoas. Infelizmente os outros ainda se chocam ao ver um paciente de câncer no estado bruto, carequinha, sem cílios, sem nenhum pelo no corpo, com olheiras profundas... São características muito marcantes, que remetem à doença. Eu mesma, quando acordava à noite para fazer xixi, me assustava com a imagem refletida no espelho.

É algo inexplicável você não se reconhecer na sua própria imagem. Então comecei a perceber que, ao me arrumar um pouquinho, tirar um pouco daquela carinha de câncer, tudo mudava: a minha percepção sobre mim mesma, a percepção da minha família e de todos que me rodeavam.

É claro que na semana pós-quimio não tinha como manter essa autoestima toda, simplesmente porque não tinha forças para nada. Era do quarto para o banheiro, vomitando, com um mal-estar e uma dor no corpo que remédio nenhum resolvia.

Minha filha foi minha cuidadora nesses piores momentos. Ela chegava da faculdade, me tirava da cama, fazia com que eu tomasse algum suco para poder tomar os remédios. Geralmente era água de coco ou morango congelado batido com água. Era o "morangágua", nome que a Camila deu para me animar a tomar o suco.

Ela cuidou de mim com tanta maturidade, foi muito mais minha mãe do que minha filha! Sempre querendo me fazer rir.

Se eu vomitava em seguida, ela amorosamente limpava tudo, me trocava e fazia outro suco, como se nada tivesse acontecido. Ela foi capaz de me ver nos momentos mais vulneráveis da minha vida e se agigantou de uma maneira que eu nunca imaginei.

Nosso ano de 2015 foi inteiro assim. Muitas vezes ela faltava na faculdade porque eu estava pior ou com febre, e ela cuidava pessoalmente de mim. Nas outras três semanas após a semana da químio, eu procurava levar minha vida o mais normalmente possível. E sentia que a autoestima era uma ferramenta poderosa para lidar com aquele momento. Me sentia melhor, e minha família era como um reflexo do que eu estava sentindo.

Isso me motivou a cada vez mais querer me cuidar e procurar ser o mais próximo possível da Anne de antes.

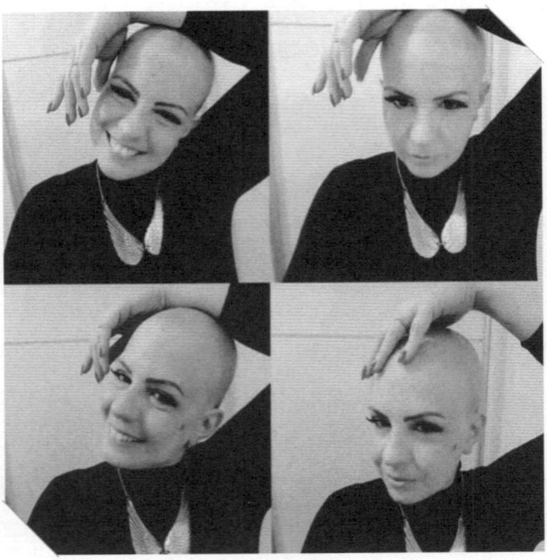

Redescobrindo minha beleza, me amando intensamente.

vivendo com um câncer metastático

Eu me lembro de que no final de 2015, não aguentava mais fazer quimioterapia.

Tinha muita reação e por isso usava muitos corticoides, o que me fazia tolerar os efeitos das químios, mas ao mesmo tempo me deixava inchada, com o paladar alterado, com insônia, me sentindo muito mal.

No meu último exame de imagem do ano ainda apareciam imagens no fígado e no peritônio, mas meu marcador estava se normalizando. Então, pela primeira vez, ouvi do oncologista que alguma característica do meu tipo de câncer era refratária à quimioterapia, ou seja, resistente.

E eu já estava com muita neuropatia periférica, dores de cabeça que não passavam com nenhuma medicação; enfim, decidimos parar a quimioterapia e acompanhar com exames de imagem e marcadores tumorais a cada três meses. E assim foi feito.

Na metade de 2016, eu retomei as aulas na Faculdade de Saúde Pública da USP. E fui tão bem recebida por todos — alunos, professores e coordenadores —, que me deu ainda mais vontade de me dedicar com força total aos estudos, amava estar naquele ambiente de conhecimento sobre saúde. Estar ali me tirava de alguma maneira daquele lugar de paciente.

Meu cabelo começou a crescer, usei curtinho por um período, mas ainda não estava 100% feliz. Faltava meu cabelão. Por intermédio de uma querida amiga do Instagram, conheci o meu cabeleireiro, hoje um amigo muito amado, que me acompanha nos altos e baixos dos tratamentos e me ajudou a suportar as fases de ficar careca várias vezes ao longo desses dez anos.

Quando ele me devolvia aqueles cabelos longos que o câncer havia me tirado, sentia algo inexplicável: era como se eu realmente estivesse de volta; me sentia muito melhor. E isso impactava tanto a minha autoestima, que voltava a me sentir quem eu era de fato. Meu sorriso mudava. Ao colocar o megahair, me sentia eu mesma de dentro pra fora. Ficava radiante! Me lembro da primeira vez que coloquei meu megahair, em 2016, era uma sexta-feira e meu marido ficou tão apaixonado quanto eu por aquela sensação de me ter, por inteiro, de volta.

Viajamos no final de semana, como um casal de namorados que estão se conhecendo, se redescobrindo; foi maravilhoso. Por isso que quem diz que o "cabelo é o de menos" não entende a ligação disso com a nossa autoestima, a nossa identidade pessoal. Não é apenas uma questão estética, ali, é a maneira como você se identifica e se expressa.

Aí, sim, sentia aquela vontade de seguir a vida, aproveitando cada momento de felicidade. Segui fazendo meus exames de acompanhamento e acreditando que tudo aquilo havia ficado no passado, mas seria apenas questão de tempo para que os acompanhamentos mostrassem a progressão do câncer.

recidivas

Tudo seguia bem — meus exames semestrais estavam estáveis, minha faculdade, o meu engajamento como voluntária e minha família —, tudo parecia estar estabilizado.

Eu já tinha entendido que mudar o meu estilo de vida seria essencial para me manter bem e seguia trabalhando nisso.

No início de 2018, comecei um acompanhamento nutricional e uma rotina de exercícios mais focada no ganho de músculos. Estava menopausada desde 2015.

Em função da minha cirurgia citorredutora, eu estava muito acima do meu peso saudável e aquilo me preocupava, porque, a cada palestra, congresso ou aula sobre câncer de que eu participava, a atividade física regular e a manutenção de um peso saudável eram sempre citadas como fatores protetores para vários tipos de câncer, inclusive contra recidivas.

A alimentação não foi muito difícil, pois sempre gostei de alimentos saudáveis. O único problema era o doce, que não conseguia consumir com moderação, principalmente à noite, quando a minha ansiedade me fazia comer uma barra inteira de chocolate. E depois me sentia pior ainda.

Por isso, percebi que ter um acompanhamento profissional com um endocrinologista e com um personal na minha atividade física me traria uma orientação maior nesse contexto de adaptação a um novo estilo de vida, principalmente porque nunca gostei de academia.

Escolhi o melhor currículo que encontrei num site de professores de educação física e marquei a primeira aula.

Após toda a avaliação física, pesagem e histórico de saúde, iniciamos os treinos.

Fiz o que foi possível, com muita dificuldade — e um pouco de raiva, devo admitir. O meu professor era zero paciência, estilo militar. Até para beber água eu tinha os momentos certos. E assim foram passando os meses, e aquilo que no início, era uma tortura, passou a fazer parte da minha rotina.

Perdi peso, melhorei minha condição cardiorrespiratória, muscular e me sentia mais bem-disposta. Senti que, além de todos esses benefícios, a rotina de treinos me ajudava muito na ansiedade e nos sintomas da menopausa também. Sentia falta quando não os fazia.

Mas, como tudo na minha vida, encarei-os como um desafio. Até que em junho meus exames começaram a mudar. Meu marcador começou a subir e as imagens aumentaram. O câncer havia avançado.

E a princípio não sabíamos se seria operável ou se apenas eu voltaria a fazer quimioterapia.

Minha oncologista explicou que, além do fígado e do peritônio, agora as imagens no baço, na bexiga e no diafragma haviam aumentado.

A junta médica iria se reunir para decidir qual seria a conduta. E a pergunta que eu fiz foi:

— Posso continuar fazendo musculação?

Ela disse que sim, que com certeza isso ajudaria na minha condição geral e até na recuperação numa possível cirurgia. A junta médica decidiu me operar.

Seriam várias equipes de ginecologia, gastroenterologia, sarcoma, e o maior especialista do Brasil em fígado. Estávamos cientes de que seria uma cirurgia de grande porte e de que, depois, reiniciariam as químios.

Os treinos, nesse momento, tiveram um papel ainda mais importante para mim, pois me ajudavam na parte física e mental. Me lembro de ter treinado até os últimos dias antes da internação. Fui para a minha segunda e maior cirurgia bem preparada, física, mental e espiritualmente; isso com certeza facilitou muito a minha recuperação.

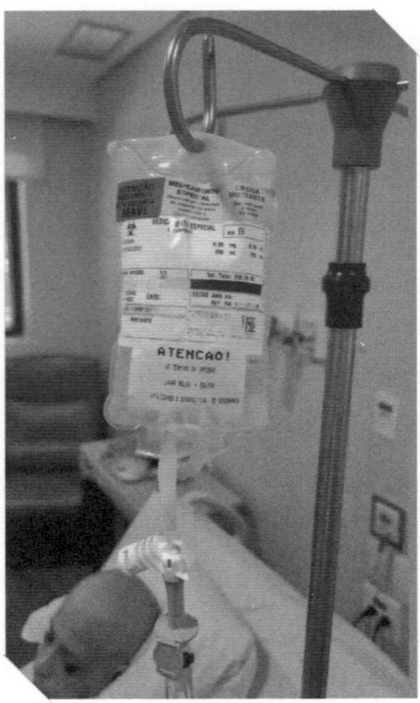

Eu em mais um ciclo de quimioterapia.

a segunda cirurgia

A confiança de que era a melhor escolha e a segurança de toda a equipe médica foram fundamentais para que eu estivesse segura.

Tomei várias vacinas antes da cirurgia, pois teria que retirar o baço.

A equipe estava muito sintonizada, existia comunicação entre eles, isso me dava a certeza de que daria tudo certo. Mas certamente um pilar muito importante foi o espiritual.

Minha recuperação, apesar de demorada, ocorreu sem intercorrências.

Muitos dias de UTI e internação, mas sabia que voltaria a ficar bem. Voltei para as químios. O planejamento era de que seriam seis meses, mas tive uma reação alérgica durante a infusão e precisamos reduzir a dose e depois trocar o quimioterápico.

minha segunda careca

Em 2018, as minhas reações ao tratamento foram muito difíceis, mas já meio que sabia o caminho.

O cabelo não foi uma questão de sofrimento, pelo contrário, me divertia com a possibilidade de ter várias personas dentro de mim.

Àquela altura já conhecia muita gente do mundo oncológico, incluindo a precursora da maior coalizão de ONGs, institutos, médicos e pacientes de câncer do Brasil.

Quando vi, já estava como voluntária lá também, e, em seguida, como movimentadora do Congresso, organizando podcasts, trazendo convidados — geralmente médicos especialistas — e aproveitando cada minuto que me possibilitasse me conectar com mais pessoas, palestrar para auditórios gigantes, mas principalmente ter a amizade da pessoa mais corajosa que conheci na vida, a idealizadora de tudo isso.

Nossa afinidade foi imediata, e o cuidado dela comigo sempre foi enorme. Eram mensagens, visitas e uma preocupação com o meu bem-estar que parecia que já nos conhecíamos há décadas.

Sou eternamente grata por ter tido sua amizade até o momento da sua passagem. Com ela, aprendi que a coragem está no sangue!

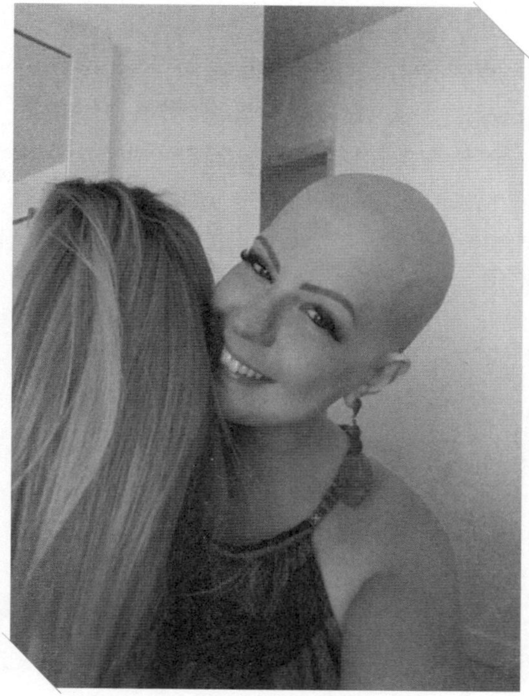

Sempre com as minhas perucas, que me fazem muito feliz.

descoberta da mutação BRCA1

Lembro que, após a segunda cirurgia e as químios, as imagens ainda seguiam presentes.

E, durante uma consulta com o oncologista, ele me perguntou se eu já havia feito algum teste genético, e se eu tinha histórico de câncer na minha família. Aquela foi a primeira vez que um médico me havia feito essa pergunta. Mal sabia eu, mas isso tinha relação direta com o surgimento do câncer.

Eu disse que sim, uma tia paterna havia tido câncer de ovário, e outra tia paterna havia tido câncer de mama. Fui orientada a fazer o teste, mas no hospital onde fazia o tratamento esse teste não estava disponível.

Lembro que fui pesquisar e o teste era extremamente caro. Por ser aluna da USP, consegui fazer o exame dentro de um laboratório de pesquisa sobre genoma humano, da própria universidade, por um valor mais acessível.

O resultado demorou cerca de um mês para sair, e o oncogeneticista que me atendeu explicou que eu era portadora da mutação BRCA1, uma mutação conhecidamente patogênica, que aumenta muito as chances de desenvolver câncer de ovário e câncer de mama. Isso explicaria o meu histórico familiar e o meu próprio diagnóstico. A minha maior preocupação era que os meus filhos teriam que ser testados também, porque eles tinham 50% de chance, assim como eu, de serem portadores da mutação.

informação que liberta

A partir daquele momento estudei tudo sobre essa mutação e entendi que a testagem era a chance que meus filhos teriam de agir à frente do câncer. Pois, uma vez descoberta, poderiam ser traçados planos de cuidado personalizados e até serem tomadas medidas profiláticas quando fosse o momento, para que eles não viessem a desenvolver um câncer.

Minha filha, que nessa época já estava fazendo pós-graduação em nutrição oncológica, fez o teste e descobrimos que ela não era mutada.

Meus filhos ainda não testaram. Certamente não por falta de entendimento, mas porque cada pessoa tem seu tempo, e essas decisões são individuais. Sei que no momento certo o farão.

Perguntei ao geneticista sobre falar a respeito da mutação com as minhas primas do lado paterno, afinal elas tinham filhos e me preocupei com a possibilidade de elas também terem a mutação.

Para minha surpresa, ele disse que talvez não fosse necessário causar esse "mal-estar" familiar, mesmo ele explicando que elas tinham, sim, a indicação de procurar um geneticista e fazer o teste. Me lembro de que fiquei chocada com a resposta do geneticista e naquela noite não consegui dormir, pensando o quanto eu gostaria de ter tido essa informação, me colocando no lugar delas e pensando que elas mereciam, sim, saber, por elas e pelos filhos delas.

No dia seguinte contei a elas, expliquei que era uma oportunidade de se colocar como protagonista da própria saúde. E que essa era a informação de saúde mais importante que a nossa família poderia ter, pois seria capaz de mudar a nossa história, evitando outros diagnósticos de câncer.

Elas entenderam e receberam bem a informação, disseram que iriam conversar com seus médicos sobre isso. Assim também falei para o meu primo, filho da tia Rose, que teve câncer de mama, e a reação foi a mesma. Não sei se eles de fato foram atrás para fazer o teste genético, mas fiz a minha parte.

Nessa época, já falava sobre isso no meu Instagram pra milhares de mulheres, trazia médicos para explicar a importância da testagem quando existe um histórico familiar de câncer, não fazia o menor sentido omitir essa informação da minha família do lado paterno.

Depois do contato com aquele geneticista que me deu a notícia da minha mutação, tive a oportunidade de conhecer o melhor oncogeneticista do Brasil, que também é um ser humano maravilhoso. E com ele, pude fazer diversas *lives* para falar sobre o assunto, empoderando as pacientes de informação sobre oncogenética.

Com ele aprendi que precisamos trocar o medo por atitude!

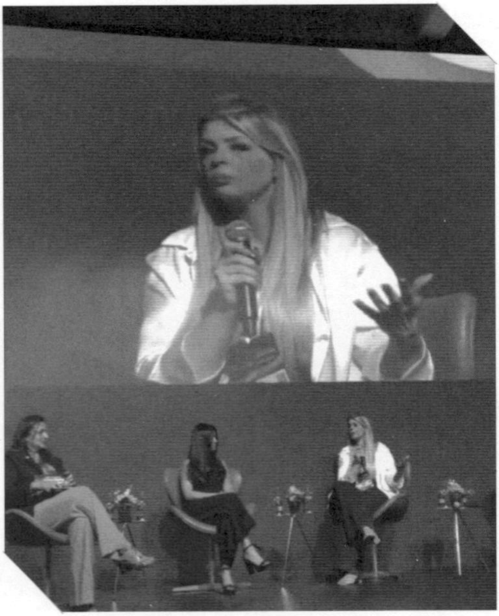

Em congressos, falando da minha experiência e defendendo os direitos das pacientes com cânceres ginecológicos.

informação é poder!

Agora, sabendo que eu era BRCA1 mutada, comecei a pesquisar, estudar e vi que já existiam terapias-alvo para pacientes mutadas, o que seria mais uma opção de tratamento.

Embora aqui no Brasil essa medicação fosse de alto custo, os resultados eram muito promissores. Além de agir exatamente na minha mutação, causava menos efeitos colaterais, garantindo minha qualidade de vida e, por ser uma quimioterapia oral, eu não precisaria estar dentro do hospital semanalmente.

Segui minhas pesquisas, apesar de não saber se conseguiria ter acesso a essa medicação, pois, no hospital onde eu fazia tratamento, os médicos nem falavam sobre essa possibilidade, por não terem como oferecer esse tratamento por lá.

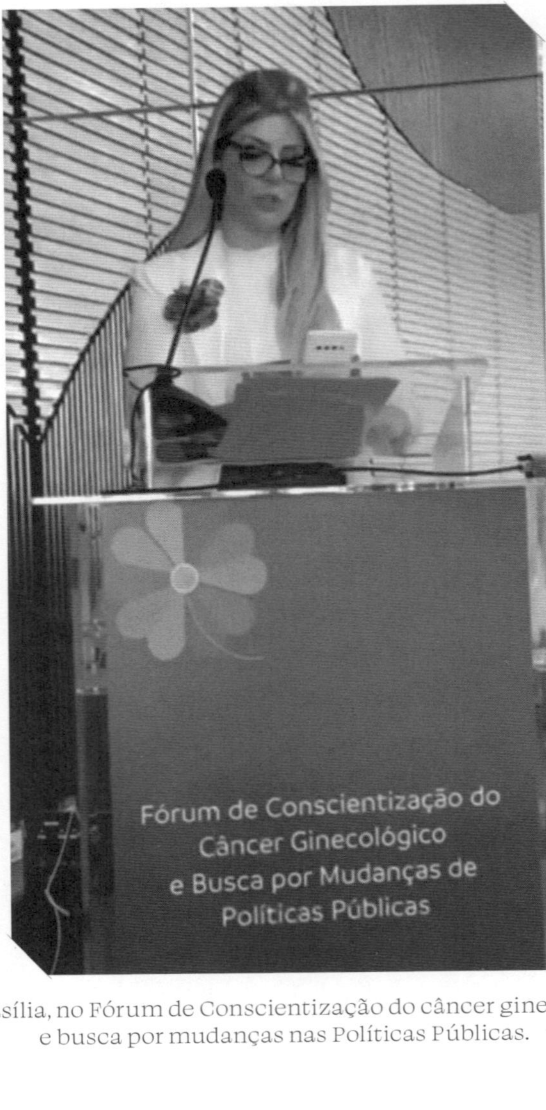

Em Brasília, no Fórum de Conscientização do câncer ginecológico e busca por mudanças nas Políticas Públicas.

nova recidiva em plena pandemia

Em 2020, no auge da pandemia de covid-19, tive nova progressão.

Era um momento de muita insegurança, os hospitais estavam lotados de pacientes com covid-19, estávamos em isolamento social e ainda não havia previsão de as vacinas chegarem ao Brasil.

Lembro de ir para a consulta com meu marido e ouvir da residente que nos atendeu — uma residente que eu não conhecia, porque a médica que geralmente me atendia com os residentes estava de férias —, que eu teria que fazer outra cirurgia, por conta da progressão agressiva do câncer.

E foi muito incisiva quanto à decisão de me operar. Eu tentava falar sobre as minhas dúvidas e ela me cortava, virava os olhos. E disse que se eu não fizesse aquela cirurgia naquele momento eu não passaria de quatro meses de vida.

Ali, eu e meu marido percebemos o quanto era importante eu me impor e ter a certeza de que a autonomia das decisões sobre a minha vida era minha.

Quando percebeu que eu não estava concordando com a postura dela, ela agressivamente disse que chamaria a médica responsável pelos consultórios naquele dia.

Depois de uma longa espera, outra médica entrou com ela no consultório e tentou me tranquilizar. Disse que infelizmente, a residente que havia me comunicado da cirurgia talvez não tivesse tido a melhor abordagem, e que de fato a decisão era minha, principalmente de me expor a outra grande cirurgia em meio ao pior momento da pandemia de covid-19 — sem falar nas aderências e obstruções intestinais que eu já havia tido, em função das duas grandes cirurgias abertas que fiz antes.

Essas complicações esperadas e consideradas "normais" já tinham me causado algumas internações de emergência, passagens de sonda para a desobstrução do intestino, além das dores decorrentes das aderências.

Numa dessas internações, conheci um médico excepcional, extremamente humano e capaz de explicar tudo que eu não sabia sobre aquelas complicações. Até hoje, quando tenho suspeitas de obstruções, é pra ele que eu ligo. E se tiver que internar, é sempre sob os cuidados dele.

Aqui abro um paralelo para contar como foram feitas as minhas cirurgias citorredutoras.

Foram cirurgias de grande porte, que duraram mais de dez horas, em que me abriram desde a altura do peito até a cúpula vaginal.

A recuperação levava meses e, na última que fiz, usei uma sonda vesical por mais de trinta dias, para que a minha bexiga pudesse cicatrizar.

Saímos do consultório com a sentença de quatro meses de vida, mas com a certeza de que não faria mais uma cirurgia naquele momento.

isolamento social e intimidade pessoal

O contato com aquela residente foi um dos momentos de mais angústia e desrespeito que eu e meu marido vivenciamos. Uma agressão psicológica, pautada na ironia e na incapacidade de exercer o que eu acredito ser o fundamental na medicina: o olhar para o ser humano que está na sua frente e a capacidade de se conectar com a fala do paciente; ter escuta ativa para só então propor o que a equipe acha melhor. Com uma comunicação compassiva, tendo a capacidade de se colocar no lugar daquele paciente, e talvez até ser capaz de "tirar o jaleco", e olhar para o paciente como se fosse um ente querido.

Mas infelizmente o que ocorreu foi o extremo oposto.

O combinado foi repetirmos as imagens em três meses e repensarmos a conduta. Eu estava assintomática e seguia me cuidando. Repetimos as imagens em três meses e para nossa surpresa estavam exatamente iguais.

Decidimos seguir no nosso isolamento social e continuei fazendo os acompanhamentos.

Foi um momento de muita conexão familiar — eu, meu marido e minha filha, literalmente isolados.

Num momento de tanta insegurança e medo, pudemos ficar juntos, nos cuidando mutuamente, essa foi uma forma de também estreitarmos ainda mais essa relação. Criamos nossa rotina de exercícios, trabalho e realizávamos as refeições sempre juntos.

O compartilhar de momentos com amigos e familiares era online e sempre frequente.

recidivas de repetição

Em 2021, meus exames começaram a mudar, indicando nova progressão do câncer.

Dessa vez tive o atendimento da minha médica habitual e decidimos fazer novo protocolo de quimioterapia, em esquema semanal, com outra droga, era a terceira linha de quimioterapia citotóxica que estava fazendo.

O plano era fazer dezoito ciclos e refazer as imagens. Tive muitos efeitos colaterais relacionados a essa nova droga: dores crônicas, principalmente de cabeça; neuropatia periférica; anemia e a perda total de funcionalidade. Lembro que não conseguia tomar banho em pé.

Naquela época conheci uma médica num congresso em que eu estava palestrando. Ela assistiu à minha palestra (que nesse ano foi online) e começamos a conversar pelo Instagram; foi uma conexão de almas.

Ela estava finalizando um livro sobre oncologia integrativa e me convidou para escrever um dos capítulos sobre a experiência do paciente, e eu prontamente aceitei. Mas ela percebia que eu não estava bem e disse que gostaria de conhecer o meu caso por inteiro, ver meus exames, então agendei uma consulta com ela.

Mal sabia eu que ela mudaria a minha vida totalmente a partir daquela consulta. Ela me disse que a químio que eu estava fazendo já não estava sendo efetiva e que os efeitos colaterais teriam que ser manejados de forma mais eficaz, com medicações. E me sugeriu iniciar a acupuntura com um dos médicos que também participou do livro *Oncologia Integrativa*.

Aquela consulta foi um divisor de águas na minha vida. Não só pelo fato de essa médica me enxergar para além do câncer, mas também pela honestidade dela em ser capaz de me falar que eu precisava iniciar imediatamente a terapia-alvo, que seria perfeita para o meu caso, especificamente naquele momento em que o meu corpo já estava dando sinais de toxicidades e perda de qualidade de vida.

Ela fez um relatório médico extenso, em que citou desde a minha mutação genética até as repetidas recidivas. Mencionou a ineficácia dos tratamentos a que eu estava repetidamente sendo exposta, que não estavam controlando a doença e, pior ainda, estavam me causando efeitos colaterais crônicos.

Além disso, anexou meus exames e os estudos que comprovavam a indicação da terapia-alvo no meu caso. Com a ajuda de um advogado amigo, eu logo estava recebendo a medicação.

Essa medicação extremamente moderna me proporcionou mais de três anos livre de progressão do câncer, além de reduzir as metástases do fígado. Foi um momento em que esqueci que tinha câncer, me dedicava totalmente aos estudos e ao meu voluntariado. Ia ao hospital apenas a cada seis meses para fazer exames, porque a terapia-alvo era em comprimidos, que eu tomava religiosamente nos horários prescritos.

um sonho realizado

Nessa época eu queria abraçar o mundo. E conversando com uma querida amiga que tinha lojas de perucas por todo o Brasil, onde eu sempre comprei as minhas, disse a ela do meu sonho de ter um banco de perucas e poder doá-las para pacientes do SUS.

Ela, que já fazia esses tipos de doações, me colocou nessa rede de apoio para as mulheres. Agora uma das minhas atribuições era também conversar com cada paciente que precisava de uma peruca, para entender qual seria a peruca ideal para ela. Daí, eu a enviava pelo correio.

E não enviava simplesmente a peruca, fazia — e ainda faço — questão de escrever um cartão cheio de amor, pra que ela sentisse que aquele gesto era motivado por amor, muito amor. Quando a entrega era aqui em São Paulo, muitas vezes ia com o meu marido fazer isso pessoalmente.

E é inexplicável o sentimento de proporcionar às mulheres essa possibilidade de escolha: de usar um cabelo que represente a identidade delas.

Inúmeras são as fotos e relatos de agradecimentos, como "com meu cabelinho, tenho mais segurança pra ir trabalhar" ou "voltei a ter vontade de me arrumar, recuperei minha autoestima".

Comecei a entender o poder de fortalecimento que aquele pequeno detalhe causava, na vida delas. Uma peruca, que muitas vezes é subestimada por algumas pessoas como algo supérfluo, era capaz de melhorar até a adesão ao tratamento. Uma peruca é uma ferramenta de empoderamento para muitas mulheres, assim como foi pra mim.

E não apenas para as mulheres, mas para crianças e adolescentes também! É algo transformador na vida de muitas pacientes.

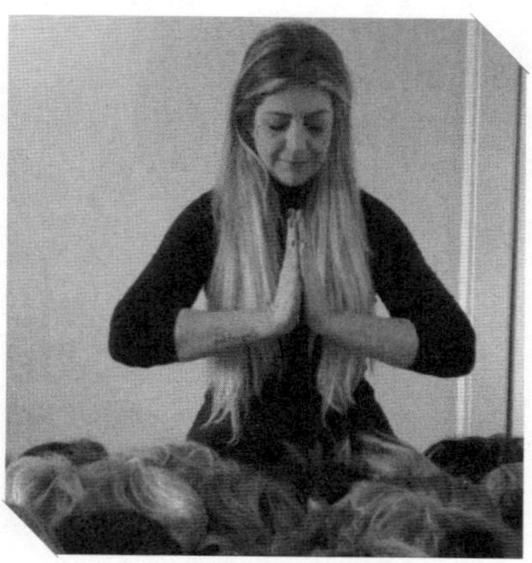

Agradeço a possibilidade de manter o banco de perucas e proporcionar inúmeros sorrisos às mulheres que mais precisam.

as barreiras de acesso e a necessidade de conhecer os próprios direitos

Acompanhando cada vez mais de perto as mulheres que me procuravam em busca de ajuda, fui entendendo que as barreiras de acesso à saúde eram fatores determinantes, que definiam se uma mulher viveria ou morreria.

Essa indignação fez com que eu me engajasse também politicamente, participando de consultas públicas, reuniões e treinamentos em *patient advocacy* para representar a voz de tantas mulheres invisibilizadas.

Tinha muitas amigas pacientes de câncer de ovário em outros países e percebia que lá esses movimentos de defesa de direitos eram muito mais organizados e ativos. Então comecei a abordar também essas questões com as minhas seguidoras. Afinal, foi a partir do conhecimento dos meus direitos que eu havia conseguido acesso à terapia-alvo, por exemplo. E eu queria que mais mulheres pudessem ter mais opções de tratamento, mais tempo e qualidade de vida como eu estava tendo.

Nessa mesma época, uma médica querida, que organizava os eventos de uma instituição sobre tumores ginecológicos, e que eu já conhecia de longa data dos congressos, me convidou para ajudar na elaboração de simpósios para pacientes de cânceres ginecológicos.

Eu amei a ideia de poder ajudá-la a trazer para esses simpósios as necessidades das pacientes, a voz das pacientes. Era algo necessário e inovador.

Hoje esses simpósios são anuais e, a cada ano, ganham mais relevância, maior participação de mulheres que, trazendo suas histórias e realidades, nos mostram os desafios gigantes que temos pela frente, para tornar o acesso da mulher à saúde algo, de fato, real, independentemente de onde essa mulher more, da sua escolaridade, da cor da sua pele. Não conseguia aceitar que a cor da pele de uma mulher ou o lugar onde ela morava determinassem se ela viveria ou morreria.

Não fazia sentido ter direitos no papel, mas na prática a realidade ser outra.

Não era mais admissível ver tantas mulheres serem negligenciadas, mesmo pedindo ajuda, gritando por socorro.

Mas, vivendo o que vivi, eu sabia na prática que isso era algo normalizado pelo nosso sistema de saúde. Afinal, eu mesma havia sido negligenciada por três médicos, até ter o diagnóstico.

Eu, uma mulher branca, que morava num grande centro, fui negligenciada por três médicos.

Quando recebia mensagens de mulheres pretas, pardas, periféricas, ribeirinhas, que moravam em zonas rurais, percebia que o sofrimento e o descaso em relação à saúde delas era revoltante. Precisávamos trazer essas vozes, falar dessas realidades e falar quantas vezes fosse necessário, porque a vida de cada mulher importa! Porque cuidar e priorizar a saúde da mulher é cuidar da sociedade, pois é em torno da mulher que as unidades familiares são construídas.

A mulher, muitas vezes, é a responsável pelo sustento da família inteira, a mulher tem jornadas duplas e até triplas de trabalho. E quando adoece, não tem sua dignidade respeitada. E, muitas vezes, é abandonada.

Quantas mulheres ainda precisarão morrer para que a nossa voz seja ouvida, validada?

Nesse contexto de luta por direitos tive a oportunidade de estar em Brasília, na Câmara dos Deputados, no Fórum de Conscientização do Câncer Ginecológico e Busca por Mudanças nas Políticas Públicas.

Nesse mesmo ano de 2023, fui convidada a participar de um simpósio médico sobre câncer de ovário, que reuniu médicos especialistas na área de várias partes do Brasil e do mundo. Foi um momento inesquecível ver grandes nomes debatendo sobre a realidade do tratamento do câncer de ovário, os desafios e as novidades promissoras que vinham por aí. Meu coração se encheu de esperança, ao ver aquele esforço coletivo dos médicos para proporcionar tratamentos mais assertivos e efetivos para essa doença tão desafiadora.

Saí daquele simpósio acreditando que as próximas gerações teriam muito mais possibilidades de tratamentos. Mas que o meu trabalho de conscientização seria cada vez mais importante, e que a informação era uma ferramenta poderosa de transformação de vidas! E que existem possibilidades, mas que precisamos lutar por cada uma delas, pra que todas nós tenhamos acesso a essas tecnologias.

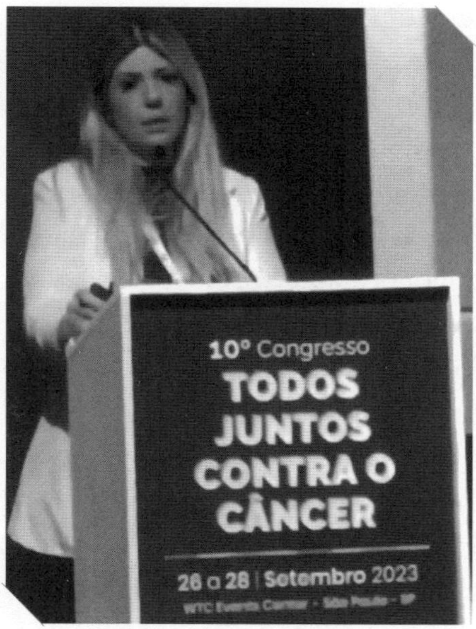

Me tornei Movimentadora do Congresso TJCC e anualmente somo minha voz a outras, colocando o cuidado oncológico no centro das discussões em saúde.

o ano mais difícil da minha vida

O ano de 2024 começou trazendo grandes desafios: pela primeira vez eu estava com sintomas mais graves, sangramentos contínuos e dores crônicas.

A primeira tentativa foi fazer um novo protocolo de quimioterapia combinada com outra droga que nunca havia feito.

No quarto mês de tratamento, tive uma reação alérgica grave no momento da infusão, comecei a sentir falta de ar, dor no peito e a ficar com manchas vermelhas por todo o corpo. A minha sorte é que havia uma médica no setor de quimioterapia que agiu imediatamente, me dando mais antialérgicos e corticoides para tentar controlar a reação. Depois de algumas horas e mais medicações, eu estava voltando ao normal. A quimioterapia foi suspensa e fiquei em observação até que pudesse ser liberada para ir pra casa.

O sangramento havia melhorado um pouco, mas como não pude mais fazer essa químio, tentamos outra isolada.

Foram dois meses nesse novo protocolo para constatar que ele não estava sendo eficiente. O sangramento voltou ainda mais intenso.

Nessa época, minha filha já trabalhava num grande hospital e conhecia diversos oncologistas e rádio-oncologistas. Lá, conversando sobre o meu caso, ela foi aconselhada a me levar para uma consulta, em que descobrimos que um tipo específico de radioterapia poderia ser feito para conter a metástase do peritônio, que, ao infiltrar o reto, causava o sangramento.

De cara, amei a médica rádio-oncologista que nos atendeu. Ela explicou cada detalhe do procedimento e agendamos o planejamento do tratamento. Foram cinco sessões seguidas e uma longa recuperação, em que sentia muita dor e não conseguia sentar. Foram praticamente trinta dias de cama, mas o sangramento finalmente cessou.

Mas o avanço do câncer em outros pontos pedia que eu retomasse algum outro tratamento quimioterápico. E, depois de ouvir várias opiniões, iniciei um novo protocolo de químio, dessa vez semanal (fazia por três semanas e descansava uma). Meu marcador voltou a se estabilizar.

a expectativa de uma nova possibilidade

Uma médica, em quem eu confiava muito, era responsável pela pesquisa clínica de um hospital e me comunicou que havia sido aberto um estudo com uma droga bastante promissora para o meu caso, e que eu tinha todas as indicações para ser elegível ao estudo.

Eu já havia participado de outras triagens para pesquisas clínicas, mas após muitos exames eu não era elegível, ou seja, o meu tipo de câncer não tinha os critérios que os pesquisadores procuravam para testar a droga que eles estavam estudando.

Mas dessa vez eu tinha esperança de ser elegível. Iniciei toda a bateria de exames, tive que levar o material da biópsia que havia feito um ano antes no reto, em uma colonoscopia. Porque o anatomopatológico de 2015 e 2018, que já estava com eles, era uma amostra antiga demais. Fiz tomografias, eletrocardiogramas, exames laboratoriais, testes auditivos e de visão, que seriam refeitos após o final do estudo clínico. Me lembro de que em todas as consultas da pesquisa clínica eu era atendida por uma médica, que sempre era muito atenciosa comigo e por duas enfermeiras da pesquisa, que me cobravam os exames, termos de consentimento, o material da biópsia, e também pareciam extremamente atenciosas e solícitas.

Quase dois meses depois fui comunicada de que eu era elegível para a pesquisa!

Fiquei muito feliz e esperançosa de testar uma nova droga que pudesse ser efetiva no meu caso. E mais ainda, tanto a médica quanto as enfermeiras me explicaram que essa era uma droga que praticamente não tinha efeitos colaterais. Seria uma escolha também pela minha qualidade de vida.

No dia marcado para fazer a primeira infusão, eu e meu marido chegamos antes das sete horas da manhã, conforme combinado, para colher os exames laboratoriais que tinham de ser colhidos várias vezes, antes e após a infusão. Daí, tomei um café rápido, porque estava em jejum por conta dos exames, e fomos para a sala de infusão.

Chegando lá, já achei estranho, porque estava muito lotado, as enfermeiras sobrecarregadas; mas enfim, talvez a minha expectativa em relação à infusão da químio da pesquisa clínica fosse de mais organização do que aquele ambiente caótico.

Para pegar a minha veia, foram necessárias três enfermeiras e, mesmo assim me furaram várias vezes. De novo achei estranho, porque normalmente as enfermeiras de lá tinham muita experiência e pegavam minha veia com facilidade. E, na minha cabeça, a enfermagem da pesquisa seria até mais especializada; mas apenas na minha cabeça.

Quando perguntei se não fariam o pré-químio, que geralmente fazem em toda químio, que são medicações antialérgicas, antináuseas, elas me disseram que não, que na pesquisa só era feito caso o médico solicitasse.

Depois de umas duas horas enfim chegou a bolsa de quimioterapia para ser administrada na minha veia, mas ao ser conectada, a veia estourou. A enfermeira começou a gritar com a colega que havia, finalmente, conseguido puncionar minha veia que ela não havia pegado uma veia boa. E reiniciamos o processo de pegar a veia, que durou mais um tempinho, com a enfermeira gritando com a técnica de enfermagem sobre a incompetência dela.

Veia puncionada, químio conectada, após alguns minutos eu comecei a perceber que havia algo pingando no meu braço, no chão, numa intensidade perceptível e parecia vir da bolsa de quimioterapia pendurada no suporte, que estava dentro de outro plástico cinza. Chamei a enfermeira, que já estava visivelmente irritada, e mostrei os pingos no meu braço e no chão, mas ela não deu importância, disse que era assim mesmo e deveria parar em seguida. Mas, em vez de parar, ia aumentando. Eu chamei outra enfermeira, mostrei, e essa teve a preocupação de pegar a bolsa de químio do suporte para ver o que estava acontecendo, ou seja, a bolsa de quimioterapia estava rompida do lado de baixo, como se fosse um buraco, e aquilo que estava pingando no meu braço e no chão era a própria quimioterapia. No mesmo momento percebi o desespero da enfermeira, que chamou outra e foram ligar para a farmácia onde eram preparadas as medicações e contar o ocorrido.

Depois de um tempo, a enfermeira que parecia ser a responsável, aquela que havia chamado a colega de incompetente, na minha frente, veio me dizer que era um problema na bolsa, que teria que ser trocada, mas ela não sabia quanto tempo levaria porque o patrocinador do estudo disponibilizava uma bolsa por paciente, e ela não tinha ideia de como o farmacêutico iria resolver, mas que ele, ao voltar do almoço, resolveria.

Eram mais de quatro horas da tarde quando chegaram com a bolsa e eu recebi a quimioterapia, já extremamente insegura, sem almoçar, sem que o meu marido pudesse ficar ali comigo.

Após o final da infusão, tivemos que esperar até as 19 horas para colher novamente o sangue. Fomos até a lanchonete comer alguma coisa, apesar de já estar nauseada e não conseguir comer quase nada.

Quando retornamos ao andar combinado para colher o sangue, a porta estava fechada e as luzes, apagadas. Uma senhora que estava limpando o corredor nos disse que o pessoal já havia ido embora.

Eu tentei ligar diversas vezes no telefone da enfermagem pra saber aonde eu deveria ir para colher o sangue, mas não fui atendida. Resolvemos descer um andar onde havia uma recepção. Eu expliquei para as recepcionistas o que estava acontecendo e era como se elas não entendessem o que eu estava falando.

Eu já estava exausta, totalmente insegura com toda aquela situação, quando chegou uma das enfermeiras da pesquisa e disse: "Vamos lá no andar correto colher o sangue". Explicamos que estava tudo fechado e apagado, e ela fez de conta que não ouviu. Chegando lá, ela ligou para outra equipe de enfermagem vir colher meu sangue. Enquanto esperávamos, perguntei se não existia alguma orientação pós-químio, sobre os remédios que eu poderia tomar caso tivesse alguma reação. E ela disse que não, qualquer problema era só ligar no telefone da enfermagem — o mesmo para o qual eu havia tentado ligar, sem sucesso.

Finalmente colhemos o sangue e estávamos liberados para ir embora; já era noite, eu só pensava em chegar em casa, tomar um banho e dormir.

Lembro que comecei a me sentir mal no mesmo dia, tentei ligar para a enfermagem e ninguém atendia. Comecei a usar os remédios antináusea que já conhecia das outras químios e que tinha em casa.

Nos trinta dias que se passaram lembro de mal conseguir sair da cama, vomitava diversas vezes, tinha tonturas e dores, ligava para as enfermeiras explicando a situação e pedindo orientação. A resposta era sempre a mesma: vamos passar para a doutora e retornaremos. Isso não aconteceu nem uma vez sequer. Meu marido tentava ligar no telefone de urgência da pesquisa e também nunca conseguiu contato.

Busquei ajuda de outra médica que me orientou quanto a algumas medicações para controle dos sintomas, mas, quando eu voltei na consulta, uma semana depois, estava de cadeira de rodas, desidratada e com dor. E, para minha surpresa, a médica nem sequer soube das vezes que ligamos pedindo ajuda.

As enfermeiras não sabiam o que dizer, fui colocada numa sala para receber uma bolsa gigante de soro glicosado, e a médica prescreveu os remédios, caso eu passasse mal em casa novamente.

Os dias que se seguiram foram os piores da minha vida, pensei que fosse morrer de dor e mal-estar, não tinha analgésico que ajudasse. E voltar àquele hospital estava fora de questão. Havia perdido totalmente a confiança naqueles profissionais. O que era um estudo promissor se tornou um pesadelo na minha vida.

Até hoje elas não sabem explicar por que tive reações tão fortes, mas ao mesmo tempo insistiam para que eu não deixasse o estudo. E a única certeza da minha vida era que eu não me submeteria novamente àquela experiência extremamente traumatizante que havia vivido. Em nenhum momento elas assumiram que algo de errado havia acontecido desde o dia da infusão, nas faltas de atendimento nos telefones indicados e na negligência com que havia sido tratada desde o início.

Voltei a ter sangramento; então, colhi um hemograma completo com o marcador tumoral para ver como estavam as coisas, e ele havia triplicado! Ou seja, o câncer havia avançado rápido após aquela tentativa de tratamento da pesquisa clínica. E mesmo assim, me senti novamente pressionada pela equipe a continuar. Todos os sintomas que tive foram minimizados e me vi de novo invisibilizada, mas me mantive firme na opção de sair do estudo para voltar ao protocolo de quimio anterior que estava conseguindo controlar as metástases.

Nunca consegui falar sobre isso nas redes sociais, porque simplesmente foi uma decepção enorme com algo em que eu acreditava muito. E é complicado pra mim, uma pessoa que acredita nas pesquisas clínicas, defende e sabe da importância delas no avanço dos tratamentos, ter vivido essa experiência tão traumática.

Eu sei da responsabilidade de comunicar sobre saúde e das implicações que essa minha experiência pessoal infeliz poderia causar numa rede social; por isso, resolvi digerir melhor a situação para, depois, postar sobre isso. Até porque sigo acreditando nas pesquisas clínicas, e o que vivi foi uma experiência pessoal e que de forma nenhuma reflete a realidade e seriedade das pesquisas clínicas de outros hospitais.

Muito do que aconteceu de equivocado na minha experiência teve a ver com a condução humana dos processos e complicações que ocorreram a partir disso. Se me perguntassem se eu voltaria a cogitar participar de uma nova pesquisa clínica se fosse elegível, diria que sim, mas em outra instituição.

Essa experiência me ensinou o quanto os profissionais de saúde podem desconhecer os direitos dos pacientes, o quanto a sobrecarga de trabalho, a falta de treinamento contínuo e, principalmente, a falta de responsabilidade e de humanidade podem tornar a experiência do paciente algo extremamente negativo. E que, apesar desses dez anos de diagnóstico, conhecimento dos meus direitos e autonomia para tomar decisões compartilhadas sobre a minha vida, é muito fácil e normalizado cair nesse sistema desumano que alguns sistemas de saúde ainda adotam e impõem aos pacientes.

Refleti muito sobre coisas que parecem óbvias, mas não são...

Cada vez mais sinto a importância de ser cuidada com respeito e empatia. Se cada profissional de saúde tivesse a dimensão desse impacto, acredito que repensariam muitas condutas.

O fator humano no cuidado pode ser ponte ou muro, conexão ou escuridão. E muitas vezes depende apenas de um toque, um olhar e principalmente, da atenção plena naquele instante que estamos frente a frente. Porque todo tratamento de câncer é, por si só, dolorido, difícil, especialmente quando pensamos em anos de tratamento, como cada vez mais vem acontecendo; não só comigo, mas com milhares de pessoas que vêm tratando o câncer como uma doença crônica.

Então, quando estiver de frente com um paciente, saiba que não é apenas o tratamento que será administrado naquele momento que importa; é a sua presença, atitude e vocação no cuidar que estão sendo impressos ali. E isso faz toda a diferença!

Sou muito grata por hoje estar sendo tratada por uma equipe incrível que me respeita, minimiza minhas dores e me faz seguir acreditando que o amor cura. Nunca normalize a falta de cuidado no seu tratamento. Nós, pacientes, temos o direito de ser tratados com dignidade e respeito sempre!

a importância dos cuidados paliativos ao longo do meu tratamento

"A medicina pode ir muito além do conhecimento técnico e científico. Tratar doenças é fundamental, mas compreender o ser humano em sua totalidade — suas dores, medos e esperanças — é essencial para um atendimento verdadeiramente humanizado."

— Gabriel Chalita, advogado, palestrante, professor, escritor e político brasileiro

Desde o meu diagnóstico, que já foi de um câncer metastático, eu comecei a estudar sobre os cuidados paliativos.

Li muitos livros, mas a minha vivência prática no cuidado da minha sogra me mostrou que não havia outro caminho para viver e morrer com qualidade de vida.

Minha sogra fez sua passagem aos 99 anos, cercada pelo amor da família e de cuidados de conforto para o fim de vida.

Graças à teimosia da minha família em entender que qualquer procedimento invasivo naquele momento não representaria conforto para ela, nem seria capaz de reverter as condições de fragilidade física impostas pela idade, comecei a pesquisar meios de garantir um cuidado mais humanizado e digno para aquele momento da vida dela.

Tudo que queríamos era um cuidado centrado na história biográfica, e não apenas na sua história biológica. Na época, ela morava num residencial para idosos, mas a nossa proximidade era imensa, frequentávamos o residencial quase diariamente. Antes de ir para o residencial, ela havia morado com a minha cunhada, tendo ajuda de cuidadoras; o cuidado não era fácil. A demência senil havia tirado a lucidez e a memória daquela mulher tão forte.

Nos últimos anos, antes de definirmos que o residencial seria a melhor opção, ela morou em casa. Eu e minha filha criamos uma rotina de cuidado que estimulava a memória dela, com jogos, quebra-cabeça, pintura e escrita, para trazer funcionalidade e mantê-la ocupada, sempre fazendo ela achar que estava ocupada. Com os trabalhos domésticos, dobrando panos de prato ou fazendo-a acreditar que estava na escola, realizando tarefas. Como ela mesma dizia, a mãe ficava brava se ela não fosse para a escola.

Sua vida sempre foi extremamente ativa, não se sentava pra nada, estava sempre fazendo alguma coisa. Outra lembrança que tenho é dos passeios que fazíamos com ela, nos shoppings, mercados e lojas. Ela amava e ficava sempre mais tranquila e sociável quando saíamos com ela.

E eu fazia questão de arrumá-la e de comprar roupas, pra ela, sempre modernas e coloridas, ela fazia muito sucesso por onde passava.

Mas tive uma nova progressão do meu quadro e teria que fazer a segunda cirurgia, e em seguida quimioterapia. Ali nos vimos sem ter como cuidar dela 24 horas por dia, como vínhamos fazendo, e comecei a pesquisar um residencial onde pudéssemos vê-la a qualquer momento e seguir participando da sua rotina. E assim fizemos. Mas com a progressão da idade ela já não conseguia se alimentar como antes, e a fono do residencial logo indicou a colocação de uma sonda para a alimentação enteral, com a qual nós não concordamos. Li muitos artigos que mostravam a falta de evidência nessa indicação. Decidimos, juntamente com a minha cunhada, que gostaríamos de ouvir uma equipe de cuidados paliativos, para pensar em estratégias mais humanizadas e menos invasivas que a sonda. A fono paliativista nos apoiou, explicando para a equipe do residencial, que uma sonda naquele momento apenas iria aumentar os riscos de complicações e não traria conforto ou qualidade de vida para minha sogra. Fomos orientados a manter uma alimentação de conforto para ela, e nunca vou me esquecer dos seus olhinhos de felicidade ao comer um pouquinho de purê ou iogurte, de acordo com a sua vontade.

A partir dessas decisões que precisávamos tomar em família, fomos alinhando que gostaríamos de um olhar menos invasivo e que pudesse preservar seu conforto em todos os sentidos. Com esse intuito, contratamos uma equipe de cuidados paliativos para acompanhá-la no residencial. E foi a melhor decisão que tomamos: garantimos a dignidade, qualidade de vida e conforto a ela até seu último suspiro. Longe do ambiente frio dos hospitais e de intervenções invasivas, garantindo que ela não sentisse dor ou qualquer desconforto.

Ao vivenciar aquela experiência, tive a certeza de que era assim que eu queria que fosse a minha passagem.

Há muitos anos já faço acompanhamento com equipes de cuidados paliativos que garantem que meus tratamentos sejam sempre mais efetivos e menos sofridos.

E agora, mais do que nunca, estou sendo auxiliada pela melhor equipe do Brasil, para garantir que minhas dores sejam sempre controladas. E tenho certeza de que, se não fosse esse olhar dos cuidados paliativos, eu não estaria há dez anos tendo a minha qualidade de vida como prioridade.

espiritualidade

"O oposto do medo não é a coragem,
é a fé!"
— Adib Jatene, professor, acadêmico e médico brasileiro
(1929-2014)

Eu sempre conversei muito com Deus. Desde pequena, pra mim sempre foi algo natural.

Mas preciso admitir que a minha experiência no colégio de freiras por tantos anos, vendo e sentindo a relação com as alunas, me fazia questionar muitas coisas. Porque o Deus com quem eu conversava 24 horas por dia não era punitivo, não obrigava nada, nem me olhava de cima pra baixo. O meu Deus era quem me pegava no colo quando eu chorava, quando as questões do alcoolismo da minha mãe saíam de controle. Ele me acalmava e me fazia acreditar que tudo sempre ia melhorar, que ele sempre estava ao meu lado e que, por isso, eu não tinha o que temer.

Hoje entendo que o medo nunca será um caminho capaz de aproximar alguém dele. Talvez por isso eu gostasse tanto de ler, aprender e conhecer sobre outras religiões. Isso me mostrava que, independentemente dos nomes que os homens fossem capazes de dar aos seus deuses, e às suas religiões, essa era uma segregação humana, de acordo com as regiões onde as pessoas nasciam, sua etnia, ou o sistema de crenças em que foram criadas. Isso sempre foi muito claro pra mim.

Com o tempo, fui vivenciando situações que me provavam que os verdadeiros milagres não precisavam de dogmas religiosos para acontecerem.

Nunca me esqueço de uma ocasião em que a minha filha Camila estava ardendo em febre e nenhum remédio resolvia. Eu estava falando com o pediatra ao telefone para ir seguindo suas orientações — banho morno e medir novamente a temperatura antes de correr para um pronto atendimento.

Quando percebi os lábios da minha filha ficando arroxeados, minhas pernas perderam a força. Naquela época, morávamos com a minha mãe e a minha sogra. Minha sogra sempre foi uma mulher forte e de muita fé, mas não daquelas que expressam isso verbalmente ou vão à missa todos os domingos. Mas, diante daquele momento de desespero, de repente me deparei com a seguinte cena: minha sogra se colocou na frente da parede do banheiro, com o rosto colado nos azulejos. E ela falava em voz alta: "Me leve, mas não leve ela!", não em voz baixa e tom tranquilo, mas em voz alta e com entonação firme.

Aquela imagem nunca se apagou da minha memória. Foi uma das cenas de fé mais fortes que presenciei. Minha filha foi voltando, mas a febre seguia alta, então a levamos ao pronto atendimento, onde tomou a mesma dipirona que eu estava dando em casa, mas, inacreditavelmente, sua temperatura se estabilizou. Fizemos diversos exames e nada foi diagnosticado.

Eu, que sempre me conectei com Deus, sozinha, no meu quarto, tive a real certeza de que ele estava ali, mais perto do que eu imaginava.

Independentemente de religiões, sempre tive conexões fortes tanto com Nossa Senhora de Fátima quanto com Iemanjá. Já frequentei igrejas católicas, centros espíritas, tendas de umbanda e terreiros de candomblé. E tenho conexão com todos esses espaços de fé.

Depois do meu diagnóstico, comecei a fazer um pequeno altar na minha varanda. Hoje ele é bem maior e tudo que ali está tem sua força espiritual, sejam imagens de São Jorge ou Buda, que eu mesma pintei, presentes que recebo de pessoas queridas, terços, bíblias, velas. É o altar mais lindo do mundo; um altar ecumênico, onde o único dogma presente é o amor, a fé e a esperança no meu Deus, um Deus que une e ama todos os seus filhos da mesma maneira, sem distinção. É o meu espaço sagrado, de fortalecimento, onde entrego minhas preocupações e, principalmente, restauro a minha fé.

Essas convicções são tão importantes porque, por incrível que pareça, algumas religiões culpabilizam o paciente de câncer, sem falar na pressão da cura, para aqueles que dizem ter fé. Essa percepção de que o tratamento não deu certo porque o paciente não teve fé suficiente é cruel!

Vejo muitas mulheres nessa situação e faço questão de acolhê-las, pra que entendam que a verdadeira fé é entregar seus sofrimentos ao seu Deus e, principalmente, acreditar que o melhor sempre acontece. E, muitas vezes, o melhor não é o que egoistamente queremos, como crianças mimadas, mas o que Deus tem para nós. Os planos dele são sempre melhores que os nossos. Sempre!

a retomada do tratamento anterior

Por conta da rápida progressão que tive em dezembro de 2024, logo após a pesquisa clínica, retomei o mesmo protocolo de quimioterapia que havia feito anteriormente para tentar cessar o sangramento, combinado com a radioterapia paliativa no gânglio linfático direito, que estava aumentado (era como se existisse uma maçã na altura da minha virilha).

Nesse momento, foi fundamental também o olhar do médico paliativista, que conseguiu fazer o manejo da dor e me proporcionar uma melhor tolerabilidade aos tratamentos que viriam para tentar reequilibrar o mínimo da minha qualidade de vida.

A rádio foi um sucesso! Em pouco mais de três semanas já conseguia caminhar e fazer coisas comuns, como sentar e pegar minha cachorra e minha gata no colo, sem dor. O gânglio que estava aumentado reduziu e o marcador tumoral voltou a baixar; comecei a recuperar minhas forças novamente.

Foram nove sessões de químio para refazer as imagens e ver se o tratamento estava surtindo o efeito desejado.

No dia da tomografia senti que algo não estava bem. Depois de iniciado o exame e injetado o contraste, logo veio o técnico me perguntar se eu estava com algum desconforto, se tinha tido febre ou dificuldade para urinar. Disse que não, que não tinha nenhum desses sintomas, então ele me orientou a ingerir no mínimo três litros de água nos próximos dias para eliminar o contraste iodado utilizado durante o exame.

Ao retornar à consulta com meu oncologista, eu já tinha visto o resultado da tomografia e entendido a preocupação do técnico ao realizar aquele exame. Minha função renal esquerda estava comprometida. No laudo foi citado um acúmulo do contraste no local e demora na passagem do conteúdo do rim esquerdo para a bexiga. Além da sobrecarga de quimioterapias, que tem o poder de causar esse problema, havia outro, uma metástase do peritônio estava obstruindo esse caminho entre o rim e a bexiga. Ou seja, não poderia mais seguir com as químios.

O médico sugeriu procurar a orientação de um urologista para fazer, o quanto antes, a colocação de um cateter duplo jota ou alguma intervenção mais duradoura para tentar reverter o problema renal. Disse que era uma urgência e, caso não fizesse, perderia a função renal esquerda em três meses.

Ao mesmo tempo que sempre era muito claro, o meu oncologista também era muito parceiro e me perguntou como eu me sentia em ter que fazer algum procedimento renal e seguir com as quimioterapias.

Eu fui sincera, expliquei que estava exausta — meu corpo estava literalmente dando sinais dessa exaustão — e que teria que pensar muito pra tomar uma decisão, porque, se esses procedimentos tirassem o mínimo de qualidade de vida que eu ainda tinha, não sei se seria um caminho.

Ele me ouviu e disse que havia pensado nisso, pesquisado e que talvez fosse o momento ideal para tentar uma quimioterapia oral — que eu conseguisse tolerar melhor — e me dar uma folga de tantos tratamentos invasivos.

Fui pesquisar sobre as possibilidades para manter a função renal esquerda e todas as opções eram muito invasivas, com risco de rejeição, dores crônicas e várias idas e voltas ao centro cirúrgico. Foram muitas conversas com meu médico paliativista, meu oncologista e a opinião de urologistas.

A minha decisão foi não me submeter a nenhum procedimento cirúrgico no rim e tentar a químio oral sugerida, que, apesar de menos citotóxica que as químios injetáveis, era bastante imunossupressora. Ou seja, o cuidado com a minha imunidade seria prioridade total. Esse medicamento era indicado após transplantes de órgãos, alguns tipos de leucemia e câncer de mama e ovário avançados.

É nesse tratamento que estou agora, com medicações de horário para a dor, e muitos ajustes na alimentação, implementação de suplementos para garantir que eu não perca massa muscular e não tenha grandes perdas nutricionais.

qualidade de vida

Essa é, mais do que nunca, a prioridade do meu tratamento. E esse entendimento de que saúde não é ausência de doença me mostra que, apesar do câncer, existe muita vida e muita saúde dentro de mim!

Há bastante tempo entendi que nunca teria um papel me dizendo que estou curada. Mas gosto de viver a minha cura diariamente, exercendo o meu papel social de conscientização sobre esse câncer silencioso, meu voluntariado, administrando meu banco de perucas e enviando cabelinhos para as mulheres em tratamento no SUS, passando tempo de qualidade com a minha família e cheia de projetos na minha cabeça. Um deles é este livro, que escrevo agora.

Ele é uma frágil carta de apresentação para você que não me conhece e, ao mesmo tempo, o fortalecimento e concretização do meu legado de vida. O registro de uma vida transformada não por um câncer, mas por um propósito, que tenho certeza de que é o que me mantém viva até hoje.

Amo meu Instagram, onde essa necessidade da escrita começou, mas ao pensar que um neto meu pode estar, daqui a alguns anos, com este livro nas mãos, tendo a possibilidade de me ouvir contar minha história, isso, sim, significa eternizar meu legado; assim como compartilhar essa jornada com outras mulheres, seus familiares, amigos e até mesmo profissionais de saúde, que podem precisar dessa mensagem em algum momento da sua vida.

Quero que este livro abrace e fortaleça os familiares e profissionais de saúde, e que lembre às pacientes que diagnóstico nenhum nos define. O que parece um túnel sem saída pode, na verdade, ser uma oportunidade única de ver a força da própria luz!

Nossa vida biológica não é eterna; mas nossa vida biográfica, sim!

Esta é a minha definição de SobreViver: permanecer viva na memória das pessoas, podendo estar por perto, mesmo quando fisicamente já não puder estar.

Enquanto for lembrada por alguém, sobreviverei eternamente!

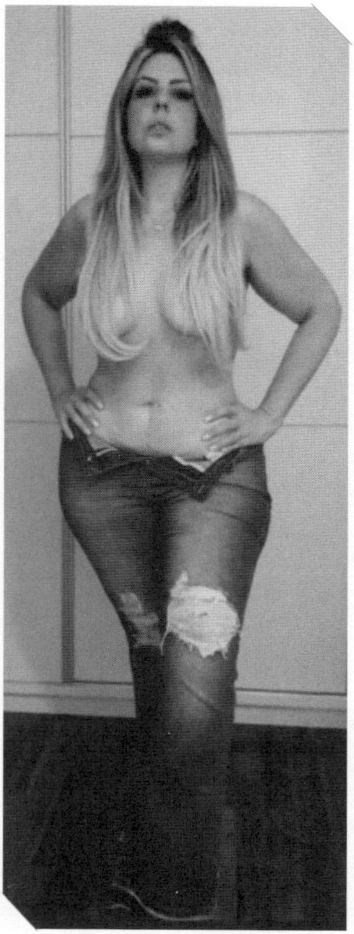

coisas das quais sempre devemos lembrar
(principalmente durante o caos)

Talvez alguma dessas coisas a ajude a lidar com o que você está passando:

- O seu diagnóstico não é um castigo.
- Suas cicatrizes contam sua história.
- Olhar a finitude sem pesar, mas com lucidez e consciência, é uma ótima maneira de viver a vida com a intensidade que ela merece.
- Ciclos fazem parte da vida; assim como a Lua, passamos por fases; nem sempre estamos no auge, e está tudo bem, o recolhimento também é necessário.
- Fazer da sua mente um local seguro e acolhedor.
- O seu tempo é sagrado.
- Viver com propósito dá sentido à vida.
- Viva seus processos por inteiro; pode ser que a viagem seja mais bonita que o destino final.
- Sua paz não pode depender do que está fora do seu controle.
- Os planos podem mudar, mas acreditar no caminho que se apresenta pode ser libertador.

- O autoconhecimento envolve enfrentar desconfortos.
- O seu corpo é seu templo sagrado.
- Sua intuição é uma bússola segura.
- Sentir medo não te faz uma pessoa fraca.
- Conhecer as suas vulnerabilidades faz com que você descubra suas potencialidades.
- Pedir ajuda é um ato de coragem e amor-próprio.
- Você não precisa conseguir lidar com tudo sozinha; a ajuda de um psicólogo pode iluminar as suas percepções.

Informação é poder!

A sua fé e a sua espiritualidade podem te levar a lugares que você julgou não ser capaz de alcançar!

Se esta leitura tocou você de alguma forma, não hesite em me contar! Prometo responder o quanto antes, te aguardo, beijos!

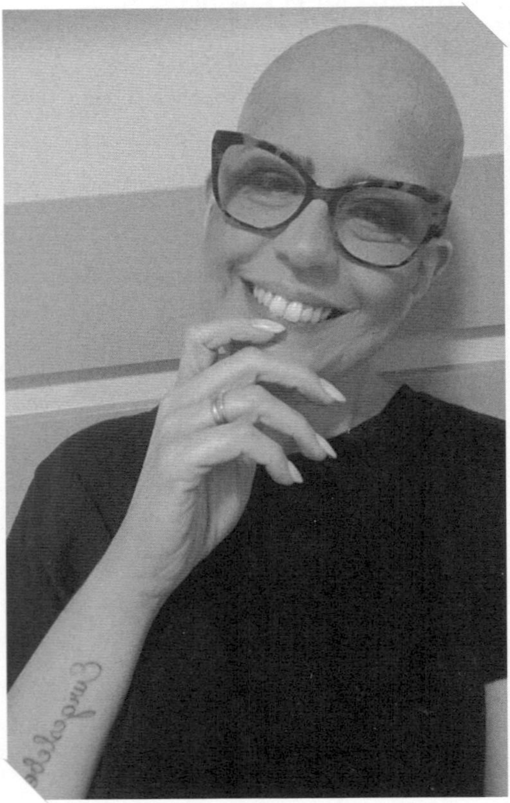

Maneiras de se conectar comigo

Pelo meu Instagram:
@sobrevivi_ao_cancer_de_ovario

Ou pelo email
anne.carrari@usp.br

FONTE Baskerville, Swear Display
PAPEL Polen Bold 90g
IMPRESSÃO Paym

FSC
www.fsc.org
MISTO
Papel produzido a partir de fontes responsáveis
FSC® C133282